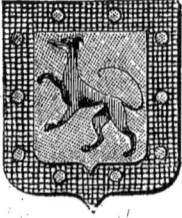

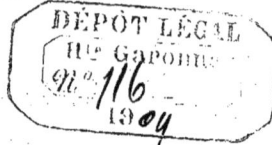

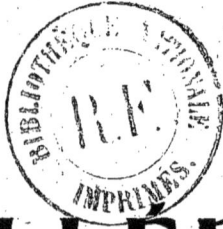

La
VALLÉE D'AURE

SES CURES D'AIR

ET D'ALTITUDE

13 gravures, dont 8 hors texte

PAR

Le Dʳ TOUJAN

MÉDECIN ACCOUCHEUR DE L'ASSISTANCE PUBLIQUE

LAURÉAT DE LA FACULTÉ DE MÉDECINE
(Prix Lasserre, Médaille d'or, 1879)

ET DE LA SOCIÉTÉ DE MÉDECINE ET DE PHARMACIE
DE TOULOUSE
(Médaille d'argent, 1892)

CHEVALIER DE L'ORDRE ROYAL DE CHARLES III
(ESPAGNE)

LA
VALLÉE D'AURE

SES CURES D'AIR ET D'ALTITUDE

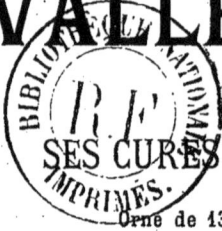

Orné de 13 gravures, dont 8 hors texte

PAR

Le Docteur TOUJAN

MÉDECIN ACCOUCHEUR DE L'ASSISTANCE PUBLIQUE

LAURÉAT DE LA FACULTÉ DE MÉDECINE
(Prix Lasserre, Médaille d'or, 1879)

ET DE LA SOCIÉTÉ DE MÉDECINE, CHIRURGIE ET PHARMACIE DE TOULOUSE
(Médaille d'argent 1892)

CHEVALIER DE L'ORDRE ROYAL DE CHARLES III (Espagne)

Auteur de Mémoires couronnés par la Société de Médecine, Chirurgie
et Pharmacie de Toulouse (Rappel de Médaille d'Argent, 1893).

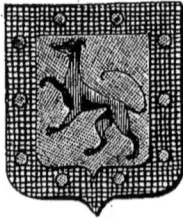

Armes de la vallée d'Aure

TOULOUSE

IMPRIMERIE ANTONIN GAY

22, Rue Montardy, 22

1909

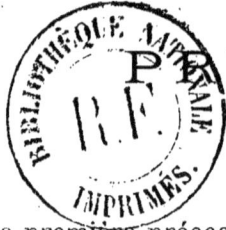

PRÉFACE

La première préoccupation de quiconque veut faire une cure d'air et d'altitude est de connaitre la région dans laquelle il se propose de séjourner.

Bien des régions, en effet, sollicitent l'attention des touristes. Elles n'ont pas toutes un égal droit à leurs préférences.

La vallée d'Aure, que nous allons étudier minutieusement, mérite à tous égards d'être prise pour centre de villégiature. Elle est digne de fixer le choix de tous ceux que les fatigues et le surmenage de la vie obligent, à certaines époques de l'année, à aller goûter un repos mérité.

L'auteur de ces lignes, originaire de la vallée d'Aure, ne l'ayant jamais perdue de vue et l'ayant étudiée avec un soin jaloux sous ses faces multiples et sous ses aspects variés, se croit tout désigné pour en parler avec une certaine compétence. Il ne l'a pas étudiée à travers les livres, dans certains guides ou dans les savants ouvrages que les géologues et les naturalistes ont consacrés à cette région ; il l'a en quelque sorte vécue et prise sur le fait, il en a épié toutes les manifestations, et il reste convaincu qu'elle doit être le séjour préféré de ceux qui vont périodiquement dans les Pyrénées pour y recouvrer ou y raffermir leur santé.

La vallée d'Aure, ainsi qu'on s'en convaincra en parcourant attentivement les divers chapitres de ce travail, offre maintes et maintes ressources trop ignorées jusqu'ici du public et que notre but est de bien faire connaître pour le plus grand avantage de l'hygiène et de la santé publique.

Notre ambition sera satisfaite si ce modeste travail, fruit de longues et laborieuses études, peut déterminer vers cette région privilégiée un courant de visiteurs trop enclins, selon nous, à aller demander le bénéfice de la vie au grand air aux stations à la mode.

En suivant l'ordre que nous nous sommes assignés, l'homme exténué par les travaux de la ville ou les dures fatigues de l'atelier trouvera, dans la fréquentation des postes de cure d'air et d'altitude que nous signalons dans le cours de cet ouvrage, le moyen le plus efficace de refaire son annuelle provision de santé.

Nous n'avons pas voulu écrire un guide à l'usage des favorisés de la fortune qui, l'été venu, se préoccupent de se reposer de la vie à grandes guides menée pendant l'hiver à Paris, à Nice ou autres lieux de plaisir. C'est pour l'ouvrier, l'employé de bureau, l'intellectuel, le serf de l'atelier ou de l'usine que nous voulons ouvrir un horizon réparateur ; voilà ceux dont je cherche à reconstituer les globules sanguins.

Point n'est besoin d'aller en Suisse pour y goûter les douceurs d'une villégiature revivifiante, notre pays offre dans nos régions pyrénéennes de quoi satisfaire aux exigences de nos poumons fatigués. Ceux qui nous auront pris pour guide en feront facilement l'expérience.

Ce manuel de villégiature est surtout destiné aux déprimés que guette la neurasthénie ou à ceux qui franchissent les premières étapes de la tuberculose. Ceux-là sont certains d'y trouver la guérison.

Nous voudrions que, sur les différents points que nous désignons comme poste de cure d'air et d'altitude, des industriels avisés, comme en compte actuellement l'industrie hôtelière, prissent l'initiative de construire des hôtels ; entendons-nous, de simples demeures qui surgiraient au milieu de nos forêts où l'air est si pur et la nature si calme. Le luxe est inutile ; le confort suffit.

Ceux qui construiront ces futures hôtelleries devront se rappeler qu'elles sont destinées à abriter des gens de goûts simples et modestes, moins soucieux d'habiter un palais que de vivre au grand air de la montagne, le salon de ces villégiatures étant le bord du lac ou la clairière de la forêt.

Le gouvernement, qui s'est préoccupé de l'assistance aux vieillards, et c'est son grand honneur, devrait se préoccuper de l'ouvrier, qui, n'étant pas encore promu à la dignité de vieillard, n'en est pas moins digne de la sollicitude gouvernementale. C'est à la classe ouvrière qu'il faut assurer toutes les facilités qui permettent de mener le dur combat de la vie. Pourquoi ne prélèverait-on pas des ressources pour créer, parallèlement aux sanatoriums, des hôtelleries de montagne qu'on subventionnerait par des fonds provenant des Caisses de l'État, du département et de la commune, pour donner à tout ouvrier ou employé nécessiteux les moyens pratiques d'aller faire une saison annuelle de bains d'air qui doubleraient leurs forces pendant le reste de l'année. L'État, en procédant ainsi, agirait sagement; n'a-t-on pas dit, en effet que « Gouverner c'est prévoir », et que « Mieux vaut prévenir que guérir ».

Nous ne voulons pas terminer cet avant-propos sans payer un juste tribut d'hommages aux esprits distingués dont les savants ouvrages nous ont fourni des indications fort précieuses. Parmi ceux que nous avons parliculièrement mis à contribution, nous citerons MM. Paul Regnard, Viault, Paul Bert, Lagrange Petter, de Moncan, etc.

Que tous reçoivent mes plus sincères remerciements tant en mon nom personnel qu'au nom des lecteurs de ce modeste travail.

Il m'cst particulièrement agréable d'ajouter à ces remerciements le nom de M. Ufferte, directeur d'École primaire Supérieure, qui a mis si obligeamment à ma disposition des clichés de photographie, et qui a été mon compagnon de route dans les diverses excursions qui ont précédé et inspiré cet ouvrage. Qu'il reçoive ici la part d'éloges à laquelle lui donne droit sa collaboration dévouée.

Dr TOUJAN.

Février 1909.

CHAPITRE PREMIER

L'ATMOSPHÈRE

Un de nos plus illustres compatriotes pyrénéens, Elisée Reclus, a écrit : « Tout sur notre globe serait la mort et le silence éternel sans l'atmosphère, enveloppe extérieure de la planète. Cette masse gazeuse transparente, invisible quelquefois et qui semble à peine faire partie de la terre, en est cependant le principal élément; car il en est le plus mobile, et c'est en lui que circule la vie. Nous reposons sur le sol; mais c'est de l'air et dans l'air que nous vivons, hommes, animaux et plantes. Sans voler comme les oiseaux, tous les êtres qui marchent, rampent ou fixent leurs racines n'en sont pas moins des fils de l'atmosphère.

« L'élipsoïde qui compose notre globe est de toutes parts entouré de cette couche gazeuse qui lui forme comme une écorce sans cesse en mouvement. Il semble que quand la masse de matière qui constitue aujourd'hui la terre s'est condensée, elle se soit tassée pour ainsi dire en gardant à son centre les matières les plus denses; puis, sur sa surface refroidie, la vapeur d'eau s'est précipitée en pluie qui est restée sous forme de cette masse liquide qui compose les mers immobiles et les fleuves qui courent dans les vallées. Enfin, quelques molécules demeurées libres encore composent les gaz qui flottent autour du noyau terrestre tout en le suivant dans sa marche à travers le vide.

« C'est grâce à cette atmosphère qu'a pu naître la vie. *Tout ce qui vit est en elle.* Le poisson qui habite les mers ne peut exister que parce que l'atmosphère se dissout en partie dans l'eau ; le ver qui fouille le sol ne subsiste que parce que l'air pénètre à travers les molécules de la terre. Le végétal ne pousse que parce qu'il fixe le carbone que lui apporte l'air par l'acide carbonique qu'il contient ; *une plante meurt dans le vide* et l'homme aussi. C'est le même air purifié par la forêt qui porte aux poumons de l'animal l'oxygène qui le fait vivre. « Chaque molécule de gaz, « tantôt fixé, tantôt libre, passe donc éternellement « de vie en vie » (Lavoisier), tour à tour vent, flot, terre, animal ou fleur. Elle est malgré sa petitesse le symbole du mouvement infini. L'air est une source inépuisable où tout ce qui vit prend son haleine, un réservoir immense où tout ce qui meurt verse son dernier souffle. Sous l'action de l'atmosphère, tous les organismes épars naissent, puis dépérissent. La vie, la mort sont également dans l'air que nous respirons et se succèdent perpétuellement l'une à l'autre par l'échange des molécules gazeuses. Les mêmes éléments qui s'échappent des feuilles de l'arbre, le vent les porte aux poumons de l'enfant qui vient de naître ; le dernier soupir d'un mourant va tisser la brillante corolle de la fleur et en composer les pénétrants parfums ».

HAUTEUR DE L'ATMOSPHÈRE

On s'est depuis longtemps préocupé de connaître la hauteur de l'atmosphère, sa composition. Nous vivons sous elle comme vivent sous l'eau les êtres qui rampent au fond des mers, et notre corps porte son poids.

C'est au XVIIe siècle que Torricelli, de Perier, Pascal, nous firent connaître par leurs expériences que le poids de l'atmosphère sur un point de la surface terrestre était équivalent à la pesanteur d'une colonne de mercure de 760 mill. ou d'une colonne d'eau de 10 m. de hauteur. Il nous ont démontré également que ce poids n'était pas fixe au même endroit mais qu'il variait ; ce qui prouve que la hauteur de l'atmosphère est variable, que sa surface se gonfle en certains points, se déprime en d'autres et doit être couverte de vagues immenses semblables à celles de la mer.

Si l'on pèse un litre d'air dans un ballon à 0° de température et à 760 mill. de pression, il donne un poids de 1 gr. 293, c'est-à-dire 770 fois moindre que celui d'un litre d'eau. Si on essayait, dit Herschell, d'évaluer la masse d'air qui nous entoure on verrait qu'elle pèse autant qu'une sphère de cuivre qui aurait 300 kil. de tour. Si bien que la surface du corps d'un homme de moyenne taille, du chef de la pression atmosphérique, supporte un poids de 15.000 kilog. Hâtons-nous d'ajouter que cette pression se faisant sentir dans l'intérieur autant qu'à l'extérieur du corps s'annule totalement ; de sorte qu'en réalité nous ne supportons absolument rien : c'est pour n'avoir pas compris ce fait si simple que quelques médecins ont attribué à la pression de l'atmosphère des conséquences qu'elle est loin d'avoir.

Si par un simple calcul, on appliquait la formule brute qui permet de connaître le volume et, par conséquent, la hauteur d'un corps dont on sait le poids, la densité et la surface, on arriverait au chiffre de 7953 m. comme hauteur de notre atmosphère : les pics de l'Himalaya, le mont Everest, le Kinchindjinja, le Dapsang, auraient leurs cimes dans le vide et hors de notre atmosphère, comme le pic du Ténériffe, partant du fond de la mer dresse sa pointe au-dessus des eaux. Il n'en est rien : à mesure qu'on s'élève sur une montagne, on observe que le baromètre baisse de moins en moins pour le même espace vertical parcouru ; ce qui nous prouve que la densité de l'air diminue à mesure que l'on monte. Ainsi à une demi-atmosphère 1 litre d'air pèse juste la moitié de 1 gr. 293.

Laplace a démontré que, les molécules étant de moins en moins serrées, c'est à 42 kil. seulement que, du fait de la force centrifuge accrue et de la diminution de la pesanteur, les molécules aériennes ne seraient plus attachées à notre globe et s'échapperaient dans l'espace. D'autres savants reportent cette limite à 88 kil. de la surface terrestre.

CHAPITRE II

L'AIR

Avant de parler des cures d'air et d'altitude, nous croyons nécessaire de donner quelques explications sur la composition de l'atmosphère et ses éléments.

L'air est un des éléments indispensables à la vie de l'homme et de tous les êtres vivants ; celui sans lequel toute vie est impossible sur la surface du globe. L'air, c'est la vie, dit-on en langage ordinaire et, en style relevé, *Pabulum vitæ alibilis aer.*

Malgré tout ce qu'on a dit et écrit sur les bienfaits de l'air pur et sur l'impérieuse nécessité de le rechercher, bien des hommes restent sourds aux avis du corps médical et se soucient trop peu de la pureté de l'air qui entretient leur vie fiévreuse.

Pendant ces dernières années, l'aérothérapie a pris un essor remarquable, en Suisse, en Autriche, en Allemagne ; elle mérite d'être mieux connue et propagée en France. C'est la médication des agents physiques et naturels à laquelle un de nos professeurs les plus distingués, M. Hayem, a consacré un ouvrage remarquable faisant suite à la série de ses « Médications, leçons thérapeutiques pendant l'année 1894 ».

Ce maître nous dit : « Les médecins ne savent pas assez utiliser les importantes ressources qui leur sont offertes par les agents physiques ainsi que par les climats et les eaux minérales. Dans ce siècle, où les affections chroniques sont si répandues, où l'on vit plus vieux, mais plus péniblement et plus pathologiquement, les médicaments proprement dits doivent céder le pas, dans un très grand nombre de circonstances, à des pratiques capables de modifier la nutrition générale et de régulariser les réactions nerveuses ».

A la tête des agents physiques et naturels, se place l'air, que le médecin se propose d'étudier sous tous ses aspects pour en extraire tous les biens thérapeutiques possibles.

« L'air atmosphérique ne saurait être rangé, dit notre savant confrère le docteur Lagrange, dans la classe des médicaments, mais doit rentrer dans celle des aliments ». Nous sommes trop heureux de laisser la parole à ce maître éminent, car il n'est pas possible de faire mieux ressortir le rôle physiologique de l'air.

ACTION PHYSIOLOGIQUE DE L'AIR

« L'air, dit-il, est un aliment gazeux auquel on peut reconnaître la même qualité fondamentale qu'aux aliments solides et liquides, c'est-à-dire la propriété de fournir aux êtres vivants les éléments indispensables à leur entretien et à leur réparation ». La plus étroite analogie se remarque entre la respiration et la digestion, si on se place uniquement au point de vue de l'introduction dans le sang de matériaux puisés à l'extérieur pour servir à la réparation de l'organisme. Le poumon fait un triage parmi les éléments constitutifs de l'air respiré, comme l'appareil digestif parmi ceux des éléments ingérés.

Dans une bouchée de pain, par exemple, le gluten

et la fécule sont absorbés, et la cellulose est rejetée sous forme d'excréments ; de même, dans une bouffée d'air atmosphérique, l'oxygène traverse la muqueuse bronchique, pour pénétrer dans le sang, tandis que l'azote est arrêté au passage et repoussé hors du poumon par l'expiration. Mais le parallèle doit être poussé plus loin. Le poumon, aussi bien que l'appareil digestif, est un organe d'excrétion en même temps que d'absorption, il rejette non seulement les éléments que l'organisme refuse d'introduire du dehors au dedans, mais encore les déchets de nutrition, provenant de l'intimité de l'organe, les produits de l'assimilation dont le sang doit se débarasser parce qu'ils sont devenus impropres à la vie.

La réparation vitale qui se fait par la voie digestive est infiniment moins urgente que celle qui a lieu par les voies respiratoires.

On sait assez bien aujourd'hui en quoi consiste la réparation qui résulte de l'entrée de l'air dans le poumon.

On sait que c'est à l'oxygène de l'air que revient le rôle d'entretenir la vie, et des expériences concluantes ont permis de voir avec quelle rapidité cet oxygène est consommé.

*
* *

Claude Bernard formulait sa conception synthétique des phénomènes vitaux par ces mots restés célèbres : « La vie, c'est la mort ».

Ce grand physiologiste, en s'exprimant ainsi, voulait dire que, parmi les phénomènes qui se passent dans

notre économie animale, les plus frappants sont préci-
sément ceux qui indiquent notre destruction lente.
Le premier cri que pousse l'enfant dès qu'il apparaît
à la lumière marque son premier pas vers la mort.

De tous les phénomènes vitaux, l'un des plus connus
aujourd'hui est l'oxydation.

Les globules sanguins contiennent une substance
qui a la propriété de s'imprégner d'oxygène comme
une éponge s'imbibe d'eau, c'est l'*hémoglobine.*

Au contact de l'air inspiré l'hémoglobine se charge
d'oxygène et devient de l'oxy-hémoglobine, puis le
sang circule et, à mesure que les globules sanguins
pénètrent dans l'intimité des tissus, les cellules vivantes
s'emparent de l'oxygène qui leur est apporté et donnent
en échange au sang de l'acide carbonique, produit de la
désassimilation. C'est là le phénomène le plus essentiel
parmi ceux qui constituent « l'échange organique ».
Le globule, après avoir servi d'intermédiaire à ces
échanges, ne renferme plus d'oxy-hémoglobine, mais
de l'hémoglobine réduite, c'est-à-dire privée de son
oxygène. Il a perdu momentanément ses propriétés
réparatrices et reste impropre à l'entretien de la vie
jusqu'à ce qu'il ait fait une nouvelle provision d'oxygène.

« La vie est un phénomène d'oxydation, nous dit le
docteur Paul Regnard : la digestion prépare les matériaux alimentaires pour les rendre oxydables ; l'absorption les amène dans le milieu intérieur favorable à
leur oxydation ; la circulation les répand dans tous les
points où s'opèrent cette oxydation et les réparations
qu'elle nécessite, l'hématose n'a d'autre but que de
fixer sur le globule une combinaison instable de l'oxygène, qui ira se détruire dans tous les points de l'éco-

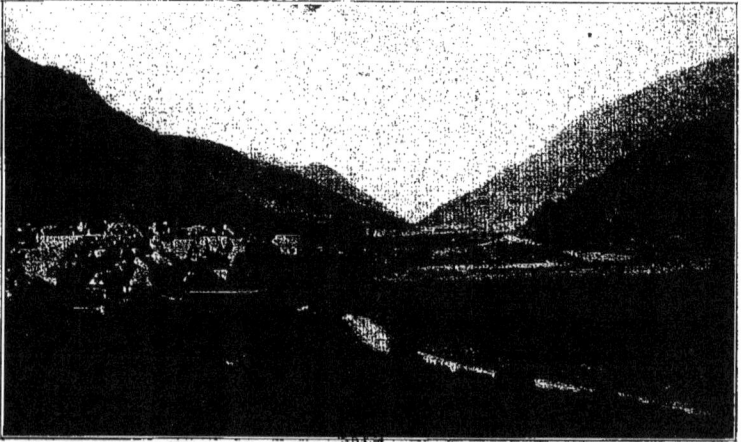

LA VALLÉE D'AURE

Vue prise en amont du village de Cadéac ; au fond, la ville d'Arreau.

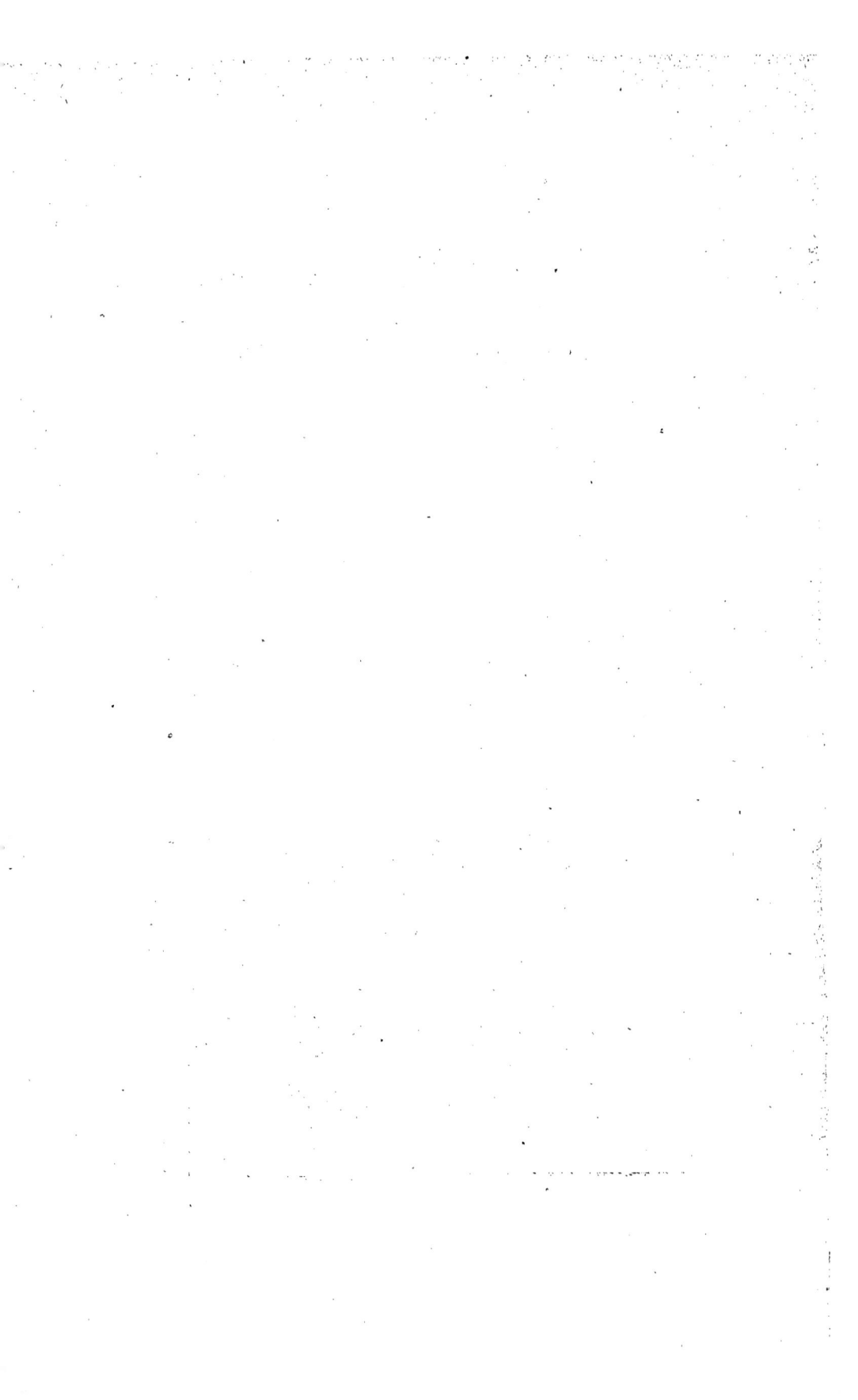

nomie et y apporter l'oxydation nécessaire. La chaleur animale n'est que le résultat de cette oxydation, le mouvement n'est que la transformation même de cette chaleur.

« Toute vie est liée à l'oxygène, même pour les êtres qui ne l'utilisant pas à l'état libre et gazeux sont obligés d'aller le chercher dans ses combinaisons dont il le font sortir. Ce phénomène est désigné du nom d'*anaérobie* ».

*
* *

Nous supposons qu'il n'y a plus aujourd'hui un seul adversaire de l'aérothérapie, et que cette science défendue par la phalange des cliniciens et des naturalistes de tous les pays n'est accueillie nulle part avec scepticisme ou froideur. Que l'air soit le souffle de toute vie, *anima vitæ*, qu'il soit la matière première avec laquelle se constitue l'édifice moléculaire de notre bioplasme, nous n'élevons donc aucun doute à ce sujet ; mais l'air n'est-il pas le même partout ? sa composition n'est-elle pas identiquement la même sur tous les points du sol qui nous supporte ? Les plus célèbres chimistes, Lavoisier, Dumas, Boussengolt, Regnault, Calletet, montrent que la composition fondamentale de l'atmosphère, aussi bien dans la plaine que sur la montagne, sur la surface des mers que dans l'intérieur des terres, est de : oxygène 20,94, azote 79,06 à quelques millièmes près, ce qui est une quantité négligeable.

Regnault a pu indiquer les différences suivantes :

Air de Paris	oxygène	20,999
- de Montpellier	—	20,996
- de Berlin	—	20,998

Air de Madrid	oxygène	20,982
- de Genève	—	20,993
- de l'Océan	—	20,965
- de l'Océan Arctique	—	20,940
- de Chamonix	—	20,993

D'après ces chiffres on trouve dans les latitudes septentrionales aussi bien que dans les latitudes méridionales, autant et plus d'oxygène à quelques mètres au-dessus de la mer que dans les pays qui se trouvent à des altitudes de plus de 2000 mètres, autant et plus d'oxygène enfin dans les endroits les plus peuplés, Paris, Londres, Berlin, Philadelphie, que dans les solitudes montagneuses ou au milieu des océans.

Puisqu'il en est ainsi, les lois d'oxydation qui président aux échanges organiques s'accompliront aussi bien sur la place du Caroussel que sur la cime du mont Himalaya, sur la terre ferme que sur les flots mouvants ; que signifie donc ce grand mot d'aérothérapie, puisque l'homme reçoit la même ration d'oxygène en quelque endroit qu'il soit placé ? Ce raisonnement, bien qu'il soit contredit par l'expérience la plus élémentaire, n'en est pas moins spécieux, et il resterait sans réplique si nous n'avions à notre service les connaissances nouvelles qui se dégagent des doctrines pasteuriennes.

L'homme des villes, qu'il soit l'ouvrier de l'usine ou le bureaucrate renfermé, qu'il soit pauvre ou riche, ne gagnera pas à coup sûr à se mesurer en force et en vigueur physique avec l'homme des champs ; et la supériorité du second sur le premier ne saurait être attribuée à une alimentation plus riche et plus abondante, car le plus souvent le paysan n'a d'autre boisson que l'eau pure de ses fontaines et d'autre nourriture que le lait de ses troupeaux, tandis que le citadin est carnivore par nécessité et par coutume. Nourriture un peu plus saine et plus naturelle celle du campagnard, mais en définitive moins azotée et moins substantielle que celle de l'habitant des villes.

Et dans les villes mêmes, qu'elle différence entre les uns et les autres selon qu'ils appartiennent à telle ou telle profession, qu'ils vivent à l'air libre ou à l'air confiné ! Comparez l'ouvrier cordonnier enfermé toute la journée dans son échoppe avec le cocher de fiacre ou le cocher d'omnibus, haut perché sur son siège et exposé aux contacts incessants de l'air froid ou chaud, de l'air humide ou sec, mais de l'air renouvelé ; autant le premier a le teint jaune et blafard, autant le second se distingue par le facies légendaire, coloré, rubicond, dont on a beaucoup médit, que l'on a même calomnié, car s'il était le fait exclusif des habitudes alcooliques, il serait relevé aussi sur l'ouvrier sédentaire.

Le professeur Petter, parlant de l'air respirable, pose cette question : « Vous est-il jamais arrivé de visiter les spacieux appartements d'un château inhabité, où tout, portes, fenêtres, volets, est hermétiquement clos ? moins noblement, n'êtes-vous jamais entré dans une vaste grange bien fermée ? L'air n'y est pas souillé puisque personne n'y habite, il est en quantité plus que nécessaire, puisque l'espace est étendu, et cependant un indéfinissable malaise survient dès qu'on le respire : c'est que cet air est resté immobile, stagnant, qu'il a croupi, qu'il est, passez-moi l'expression, de l'air mort. S'il nous était donné de voir comme de sentir ce qu'il y a de mauvais dans l'air enfermé et stagnant, peut-être y constaterions-nous la présence de moisissures analogues, au volume près, à celles qu'on trouve dans les eaux croupissantes ». En attendant que l'investigation microscopique ait fait cette découverte, notre odorat fait la sienne. Il sait nous avertir que tel air n'est pas bon, que si maintenant nous passons outre, la maladie est la conséquence du mépris où nous avons tenu son avis.

Il serait superflu de multiplier les exemples pour établir un fait d'observation vulgaire ; l'air n'est pas le même partout où nous le respirons, bien que l'analyse chimique découvre sa composition identique en azote et oxygène.

De même que l'aliment solide ou liquide altéré par des corps étrangers est impropre à la restauration de l'organisme, de même l'aliment gazeux par excellence, l'air, s'il est souillé par des mélanges, perd en totalité ou en partie sa vertu essentielle, qui est d'entretenir la vie et d'assurer l'équilibre de la santé.

Les analyses chimiques ne nous renseignent qu'incomplètement sur la composition de l'atmosphère au sein de laquelle nous vivons : si elles peuvent y déceler la présence de gaz *délétères*, tels que l'acide carbonique, l'oxyde de carbone, l'hydrogène sulfureux, l'hydrogène carbonné, etc., elles montrent aussi que ces gaz y sont enfermés dans des proportions infinitésimales telles qu'ils sont incapables de nuire.

Si l'on se transporte à une certaine hauteur d'une ville ou d'une bourgade, à l'issue d'une chaude journée d'été, on les voit enveloppées d'une atmosphère nébuleuse, louche, qui met obstacle à la vision nette et précise des monuments et des toits. Ce voile est tissé avec des poussières dont la masse est tellement

faible par rapport à leur surface qu'elles restent sus-
pendues dans l'air. Mais qu'un orage, qu'une averse
vienne à les réunir et les précipiter sur le sol, ce voile
se dissipe, l'atmosphère reprend sa clarté, et le grou-
pement des monuments et des maisons se dessine avec
netteté. De même, si un rayon de soleil pénètre tout
à coup par une ouverture étroite dans un appartement,
on voit aussitôt sur son trajet une nuée de poussières
ténues, impalpables et animées d'un mouvement vibra-
toire. L'atmosphère, qui paraissait limpide et transparente avant l'arrivée du rayon indiscret, apparaît
maintenant trouble et chargée d'impuretés.

Il y a de tout dans ces poussières que nous respirons
sans cesse, du charbon, de la pierre pulvérisée, des
poils d'animaux et des débris de plantes, des cristaux
de sel marin, du sulfate de soude, des fragments
d'épidermes, des carapaces de diatomes, des spores
d'algues, des champignons, des pollens de fleurs, des
écailles, des ailes de papillons ; il y a tout ce qui est
très menu, sec et inaltérable dans le milieu où l'on
examine l'atmosphère. Mais il y a plus encore. On y
trouve desséchés et déformés les germes de ces micro-
organismes qui produisent les fermentations et les
maladies.

Les bacilles, les coccus, les sarcines, les spirilles
abondent dans l'air qui pénètre à chaque instant
jusqu'au plus profond de nos bronches. Une expérience
très simple due à Pasteur le démontra clairement. Ce
grand biologiste a fait passer de l'air sur une bourre de
coton-poudre, puis a fait dissoudre cette boule dans
un mélange d'alcool et d'éther.

Les germes recueillis par le coton se trouvant libérés

tombent au fond du vase. On peut les séparer, les examiner, les compter. Ce fut en 1862 que Pasteur entrevit cette merveilleuse découverte qui devait transformer la médecine.

Le docteur Paul Regnard a précisé l'origine et le rôle des analyses bactériologiques de l'air, dans un traité qui est l'étude la plus scientifique et la plus complète qui ait été faite sur « la cure d'altitude ». Miquel, directeur de l'observatoire de Monsouris, faisant usage des données pasteuriennes, entreprit la tâche difficile et délicate de la numération des germes répandus dans l'atmosphère. Il a créé des méthodes d'analyse que d'autres n'ont pu que perfectionner : Gauthié, Strauss, Wurtz, Laverant, Madox, Hers, ont leur part dans ce travail qui donne la clef de l'aérothérapie.

Les corps étrangers qui souillent l'atmosphère sont : les poussières organiques et inorganiques, que l'on peut voir à l'œil nu dans un rayon de soleil traversant une salle sombre : les moisissures et les espèces microbiennes qui ne sont visibles qu'au microscope.

Les poussières se calculent en poids par mètre cube d'air. Ce poids augmente avec la sécheresse et diminue avec la pluie qui entraîne dans sa chute les impuretés de l'atmosphère : pendant les grandes sécheresses, le poids des poussières atteint 23 milligr., et seulement 6 milligr., par mètre cube après une pluie abondante. Dans les conditions normales le chiffre atteint est d'environ 8 milligr.

Miquel a compté 15 germes de moisissures par litre d'air, sur les fortifications de Paris, à Monsouris, c'est-à-dire dans un air relativement pur. On devine aisément quelle doit être l'augmentation de ces germes au centre de la ville.

Les espèces microbiennes les plus connues se rencontrent dans l'air, selon les proportions suivantes :

Microcoques............................ 75 %
Bacilles................................. 10 %
Bactéries................................ 15 %

le nombre des moisissures et des bactéries par mètre cube d'air varie suivant les saisons. Voici les chiffres de Miquel pour les années 1881 à 1891 :

PARC DE MONSOURIS	PRÉ Sᵗ-GERVAIS
BACTÉRIES, MOISISSURES	BACTÉRIES, MOISISSURES
Hiver............ 210 à 200	Hiver.......... 3400 à 1145
Printemps....... 380 à 165	Printemps..... 5210 à 1010
Automne........ 235 à 265	Automne...... 4080 à 1650
Été............. 553 à 215	Été.......... 6480 à 215

Le chiffre maximun se montre en juillet :

PARC DE MONSOURIS	PRÉ Sᵗ-GERVAIS
Juillet.......... 629 à 170	Juillet......... 675 à 2285

Le chiffre minimum en décembre :

PARC DE MONSOURIS	PRÉ Sᵗ-GERVAIS
Décembre........ 175 à 280	Décembre....... 330 à 1700

De tous les germes contenus dans l'atmosphère ceux des bactéries sont les plus virulents et les plus pathogènes. Le tableau suivant, emprunté à l'Annuaire de Monsouris de l'année 1885, nous donne un aperçu de l'impureté de l'air soumis, en différents endroits, au contrôle microscopique.

Bactéries par mètres cubes

Air de l'Océan Atlantique à plus de 100 kil..
        des côtes...................... 0,6
    - des hautes montagnes.............. 1,3

Air de Paris au sommet du Panthéon	2,00
- du parc Monsouris (moyenne de 5 ans). .	4,80
- des maisons neuves de Paris (1883)	6,000
- des égouts de Paris (1880)	6,000
- des vieilles maisons de Paris	36,000
- du nouvel Hôtel-Dieu de Paris (1880) . .	40,000
- de l'hôpital de la Pitié (intérieur)	79,000

Ici le docteur Paul Regnard conclut qu'un malade de l'hôpital de la Pitié absorbe dans ses poumons 790,000 bactéries tous les jours et qu'après un mois de séjour à l'hôpital il a ingurgité ainsi environ 23,700,000 bactéries dont un bon nombre sont pathogènes. Voilà de quoi expliquer la contagion de bien des maladies, voilà aussi de quoi faire comprendre le rôle de l'incessante sécrétion bronchique chez certaines personnes ; les bactéries engluées par le muccus sont sans cesse rejetées au dehors par les crachats.

Quand ces micro-organismes ne sont pas avalés, ils se déposent sur nos meubles, sur nos tentures, dans les raies de nos planchers ; et savons-nous ce qu'un gramme de ce que nous appelons la poussière contient alors de microbes vivants ? Empruntons ici encore les chiffres suivants à Miquel et à Gauthier :

Au parc Monsouris	750,000
Rue de Rennes	1,300,000
Rue Monge	2,100,000

Nous n'avons pas de chiffres pour les vieux quartiers, mais le lecteur peut imaginer et juger. Si bien que, quand nous parlons de l'air impur des villes, il faut penser qu'il tient en suspension des milliards d'organismes vivants dont beaucoup peuvent être inoffensifs, mais dont beaucoup aussi sont nuisibles, comme les propagateurs de la tuberculose, du choléra, de la fièvre typhoïde, du charbon, des infections puerpérale,

érysipélateuse, pneumonique, de la fluxion de poitrine, etc. Nous savons qu'en faisant des injections
avec des infusions de poussières non filtrées on n'a pu
reproduire toutes les maladies que nous venons de
mentionner. Mais s'il arrive parfois que, desséchés
dans l'air, puis réviviscents dans une culture, les germes vieillis aient perdu leur force de reproduction, il
n'en est pas moins vrai que beaucoup rajeunissent et
communiquent des maladies à notre organisme. Nous
en trouvons la preuve dans une statistique que fait
chaque année Miquel. Il compte chaque jour en même
temps que les bactéries de l'air les cas de maladies
épidémiques signalés par le service des statistiques
de la ville de Paris : il y a toujours concordance
entre les deux courbes.

Assurément nous ne devenons pas tous malades
parce que nous ingurgitons chaque jour des milliers
de bactéries par nos organes respiratoires, mais pou-
vons-nous dire que nous ne nous en portons pas plus
mal ? Voyons quel changement s'opère chez les habitants
des villes presque tous plus ou moins anémiés lorsqu'ils peuvent s'enfuir vers les champs, les montagnes,
les bois et les forêts. Ce teint pâle qui les caractérise
disparaît au souffle d'un air pur et vivifiant. C'est
brunis ou bronzés, plus forts, plus vigoureux, plus
aptes à fournir le labeur d'une nouvelle année qu'ils
rentrent dans leurs demeures urbaines.

Si donc les conditions de vie faites aux habitants des
villes sont si défavorables, s'ils sont assaillis à toute heure
par un si grand nombre d'ennemis, comment se fait-il
qu'ils résistent ? En posant cette question nous touchons
au problème si complexe et si obscur de l'immunité.

L'école bactériologique seule pouvait le résoudre.
On lui doit plusieurs théories pour expliquer l'état
réfractaire inné ou acquis : théorie de la soustraction,
soutenue par Pasteur, qui voulait que l'état réfractaire
résultât de l'épuisement du milieu, de la consommation
par les microbes des principes nécessaires à leur évolution ; théorie de l'addition, soutenue par des expéri-
mentateurs qui ont obtenu l'immunité contre ces
microbes en injectant des sérums extraits des organes
des sujets réfractaires et qui ont conclu par analogie
que la vaccination ou immunisation naturelle était
rattachée à l'introduction dans l'économie de principes
engendrés par la vie des microphytes ; théorie de la
phagocytose d'après laquelle l'organisme produit ses
propres défenseurs, car il fabrique dans le sang, dans
les viscères, surtout dans le foie, dans le tissu splénique
ou osseux, dans le tube digestif, dans les glanglions,
des cellules dont la structure anatomique se rapproche
de celle des *leucocytes*. Ces leucocytes, vus par Hof-
meirster, Gluge, Metchnikoff, ont la propriété de se
porter à la rencontre des parasites, de les saisir, de les
détruire, d'où la dénomination qui leur est donnée.

La doctrine de la phagocytose, à laquelle Metchnikoff a attaché son nom, est celle qui compte le plus de
partisans.

Mais quel que soit le mécanisme de la résistance de
l'économie, ce qui nous importe est de savoir qui fait
les frais de la lutte entre la cellule animale et la substance végétale ou microphyte.

Les microbes, aérobies ou anaérobies, qui pénètrent
dans notre organisme, soit par les voies aériennes, soit
par les voies digestives, soit par le tégument externe,

ne peuvent vivre que par l'oxygène qu'ils empruntent
à nos tissus ; ils meurent, soit par épuisement ainsi
que le comporte la théorie de la soustraction, soit par
le suicide, c'est-à-dire, par les produits solubles qu'ils
secrètent, ainsi que le comporte la théorie de l'addition
ou de l'auto-vaccination. Le système phagocytaire lui-
même ne met pas l'organisme à l'abri de cette déper-
dition constante de l'oxygène. Il intervertit seulement
les rôles ; au lieu de fournir des vivres aux assiégeants,
l'organisme doit les fournir aux assiégés. Les leucocytes, destructeurs des microbes, de même que tous les
éléments cellulaires de notre bioplasme, ont besoin de
leur ration d'oxygène pour accomplir leur évolution,
c'est-à-dire pour vivre et se multiplier. Il est évident
que ce besoin est en raison directe de l'intensité
de la fonction. Les poussières minérales, végétales et
animales, contribuent d'autre part à soustraire à l'organisme une partie de cet oxygène qui est indispensable pour vivre, non parce qu'elles le consomment
pour leur propre compte, mais parce qu'elles constituent un obstacle mécanique à sa pénétration dans
l'économie, parce qu'elles restreignent le champ de
l'hématose. Bouchardat, dans son manuel de thérapeutique, disait, en 1861 : « Les poussières dures et
insolubles transportées avec l'air dans les poumons se
fixent bientôt dans les cellules actives du poumon et
les transforment en cellules inactives, analogues aux
cellules emphysémateuses. Si le nombre de ces cellules inactives s'accroît avec le temps, la respiration
deviendra de moins en moins complète et la consommation des éléments de calorification deviendra de
moins en moins active, non pas parce qu'ils feront

défaut, mais bien parce que l'oxygène indispensable aux réactions ne sera pas introduit en quantité suffisante dans l'organisme ».

« Le rôle néfaste que jouent ces poussières lorsqu'elles se trouvent en grande quantité dans l'atmosphère, disait en 1899 Cochy de Moncan, est mis en évidence par les lésions de l'appareil respiratoire : bronchite chronique, emphysème pulmonaire et dilatation des bronches, différentes formes de pneumokonioses, anthracasis, sédérosis, chalicosis, byssinosis, tabacosis (ou parcelles de tabac), phtisies des aiguiseurs, remouleurs et tailleurs de meules ». Toutes les causes qui vicient l'air aboutissent à un résultat que Potin, avec son admirable sens clinique, qualifiait d'inanition par les voies respiratoires.

Que la suralimentation puisse venir en aide à l'homme plongé dans ces milieux délétères et combler le déficit qu'il y subit en oxygène, nous l'admettons volontiers; mais la suralimentation ne peut durer indéfiniment; d'ailleurs le surcroît de matériaux combustibles qu'elle apporte n'est pas un agent comburant tel que l'oxygène. Il faut tenir compte aussi des cas ou l'alimentation rencontre dans les voies digestives des obstacles insurmontables, d'ordre mécanique, fonctionnel, dont les exemples sont très nombreux. La réparation vitale qui se fait par les voies digestives est bien moins nécessaire que celle qui a lieu par les voies respiratoires.

Si l'homme dont la surface d'absorption de l'air est indemne tombe dans un état d'infériorité physique lorsque cette surface absorbe l'air chargé d'organismes hétérogènes, *a fortiori* celui dont l'appareil respiratoire est lésé, infecté, sera-t-il éprouvé et courra-t-il le risque de succomber à plus ou moins longue échéance.

En 1895, le docteur Fernand Lagrange écrivait dans sa *Revue des maladies de la nutrition* : « L'on ne saurait attribuer à d'autres causes qu'aux qualités plus nutritives de l'air, la santé plus robuste des hommes vivant à l'air libre et soumis d'autre part aux conditions hygiéniques les plus défectueuses. Malgré la misère, l'excès de travail, la malpropreté et l'insuffisance d'alimentation, les montagnards présentent une vigueur, une santé, un teint florissant que leur envient les citadins les mieux nourris et les plus attachés à l'observation des lois de l'hygiène. Il en est de même des habitants des côtes, et l'on se demande souvent comment ces hommes nourris de débris de poissons, rebut de leur pêche, peuvent supporter les rudes fatigues de leur métier et présenter le plus souvent l'aspect de la plus florissante santé. C'est que, comme ils le disent eux-mêmes, l'air les nourrit ».

Et en effet l'air est véritablement un aliment gazeux, et l'expression populaire : « vivre de l'air du temps, » est moins ironique au fond qu'elle ne le paraît.

Voilà donc une première base de la médication par l'air : « l'air atmosphérique a un pouvoir nutritif variable suivant le milieu où on le prend. Et l'on comprend déjà que, dans certains états de misère organique, il soit aussi important d'assurer au malade un air d'une grande richesse que de lui prescrire un régime alimentaire très substantiel ».

Le témoignage d'un maître aussi autorisé que F. Lagrange suffit complètement à nous absoudre de toute prétention à pousser jusqu'au paradoxe la démonstration d'une vérité.

L'air pur ne peut sans doute pas dispenser l'homme de tout aliment solide et liquide, mais il supplée dans une large mesure à la qualité et à la quantité. Il est en effet surprenant, ainsi que l'a fait remarquer F. Lagrange, que l'homme qui vit le plus mal, qui se nourrit par esprit d'économie du rebut des fruits de sa terre, soit doué d'une santé et d'une longévité peu communes dans les milieux de nos grandes villes et, qui plus est, héréditaires. Les exemples que nous venons de citer établissent que l'air pur peut compenser une inanition relative, forcée ou voulue, et parer, au besoin, aux inconvénients de cette dernière.

Ce phénomène étrange, capable de frapper de stupéfaction ceux qui fondent des espérances sur le gavage ou sur l'ingestion à outrance de matériaux alimentaires pour sauver le malheureux phtisique, n'avait pas échappé à Petter, un de nos plus grands cliniciens. Cet auteur mettait en évidence dans ses leçons de clinique médicale un fait de grande importance pour l'aérothérapie, en 1879, époque où cette science était encore dans l'enfance. Parlant d'une jeune femme affectée de tumeur cancéreuse de l'estomac et d'inanition consécutive presque absolue, il fait remarquer que cette malade a été exempte de tuberculisation pendant qu'elle a séjourné à la campagne, de septembre 1871 en janvier 1873, soit pendant une longue période de quatorze mois. « Pendant toute la durée de son séjour à la campagne la malade ne toussait pas ; elle est à ce sujet des plus explicite. Elle arrive à Paris en janvier 1873, entre à l'hôpital Lariboisière dans le

service de M. le professeur Siredet qui, par un traitement très habile, parvient à se rendre maître des troubles digestifs et à alimenter la patiente. Pendant
deux mois et demi, la malade ne vomit pas une seule
fois, et l'appétit revint avec une certaine vivacité.
M. Siredet ne nota aucun symptôme thoracique. La
malade part, au mois d'août, en convalescence pour
le Vézinet. Reprise presque aussitôt de douleurs gas-
triques et de vomissements, elle entre à l'hôpital Saint-
Antoine et présente, au mois d'octobre 1873, tous les
signes d'une tuberculisation pulmonaire avancée, de
sorte que, sous l'influence combinée de ces deux
causes de dépérissement, cancer et tuberculose, le
marasme devient profond et la malade succombe le
6 janvier 1874 ».

De septembre 1871 à janvier 1873, avec ses vomissements continuels et une impossibilité totale de s'alimenter, la malade résiste à la tuberculisation ; elle
échappe encore à cette diathèse de janvier 1873 à
août 1873, parce qu'elle peut se nourrir à la suite d'un
traitement heureux. Elle retombe alors et, placée dans
un milieu défavorable, elle se tuberculise dans l'espace
d'un mois et demi environ. Il y aurait mauvaise grâce,
il me semble, à ne pas reconnaitre l'influence de l'air
pur de la campagne pour expliquer l'immunité gardée
longtemps contre la phtisie. L'immunité observée
pendant le séjour à l'hôpital Lariboisière est une excep-
tion qui confirme la règle, puisque, pendant ce séjour,
la malade retrouva un appétit assez vif et des digestions normales.

Le docteur Toujan lui-même a pu observer un cas
typique de contagion par défaut d'aération. Au mois

de juillet 1900, étant en villégiature dans la vallée d'Aure (Hautes-Pyrénées), il eut l'occasion d'examiner une jeune fille de 21 ans récemment revenue de Marseille ; elle était femme de chambre auprès d'une dame affectée de phtisie pulmonaire au dernier degré et retournait extrêmement malade dans son pays d'origine. Avant son départ pour Marseille, en 1899, elle était de la plus florissante santé. Ses parents, encore en vie, n'ont jamais présenté le moindre signe tuberculeux ; un bisaïeul vit encore âgé de 93 ans : pas de tare héréditaire.

Dès son premier examen, le docteur Toujan constate à l'auscultation des craquements humides au sommet des deux poumons, des souffles rudes aux deux bases, bruit de pot fêlé à la percussion. Température 38° le matin, 39° le soir. Les sueurs nocturnes étaient abondantes, la malade était devenue extrêmement maigre, l'expectoration était presque nulle. Il diagnostica la phtisie pulmonaire au deuxième degré, et la malade fut soumise au traitement suivant : lait de vache en abondance, purées de lentilles, de pois, de pommes de terre ; chambre spéciale bien aérée au Sud et au Nord et bien ensoleillée ; repos absolu ; la malade se levait deux heures par jour, et se tenait sur une chaise-longue dans un verger planté d'arbres fruitiers, garni de thym, de serpolet et autres plantes, de façon qu'elle puisse respirer l'air embaumé des montagnes. A ce moment la malade pesait 50 kil. Le docteur Toujan revit la malade le 2 août. Les sueurs nocturnes avaient presque disparu, la température du matin n'était que de 37°6, celle du soir de 38°2. Le faciès de la malade était moins tiré, les craquements des sommets avaient beaucoup diminué, celui du côté gauche surtout. L'appétit avait augmenté considérablement, huit jours seulement après son retour dans la vallée. Le poids était de 54 kil. : dans un mois il y avait donc eu accroissement de 4 kil. Il revit la malade au mois de septembre, constata une amélioration des plus marquées ; les râles du sommet du poumon disparaissaient, plus de sueurs nocturnes, plus de toux ; la température était de 37o5 le matin, le soir de 37o8.

La suralimentation s'effectuait dans les meilleures conditions. Il faut ajouter que le lait de la vallée d'Aure est exquis, conséquence de la nourriture par les plantes aromatiques. La malade, le 25 septembre, était arrivée au poids de 60 kilog., elle se tenait continuellement dehors sans fatigue, se levait tard, se couchait tôt et continuait toujours à se suralimenter. Le docteur Toujan a revu la malade le 10 juin 1901. A ce moment elle pesait 80 kilog. et tous les signes constatés au début de la maladie avaient totalement disparu. Depuis lors, Mlle X*** n'a plus quitté la vallée d'Aure ; elle peut vaquer sans inconvénient aux travaux des champs. Elle a toutes les apparences d'une personne vigoureuse ; ajoutons qu'elle continue de suivre les prescriptions hygiéniques et surtout alimentaires qui lui ont été prescrites. On doit préciser que l'examen des sécrétions bronchiques fait à Toulouse avait démontré l'existence de très nombreux bacilles de Koch.

3

CHAPITRE III

DU CLIMAT D'ALTITUDE

Des explications qui précèdent, appuyées d'observations vivantes, il résulte que l'air pur et contenant le moins de micro-organismes est bien celui qui doit contribuer au rétablissement de l'équilibre économique perdu par le surmenage, le défaut d'alimentation et la maladie. Dans ces conditions, une cure par le séjour sur la montagne s'impose. Le climat marin peut avoir aussi une salutaire influence.

En effet le climat des montagnes diffère profondément de celui des plaines. Pendant la saison d'été, les habitants des villes étouffent dans une atmosphère brûlante. L'air y est humide. Il est sec et léger sur les hauteurs ; il est en effet d'observation que certains jours, tandis que la plaine est ensevelie dans les brouillards et recouverte de masses de nuages impénétrables, les pics de nos Pyrénées sont illuminés par un soleil radieux qui luit au milieu d'un ciel d'azur.

Si ces phénomènes se produisent en été, en hiver le contraste est aussi complet. A Paris, à Londres et dans les Pays-Bas règne un froid humide et pénétrant sous un ciel monotone et sombre ; dans nos montagnes des

Pyrénées, le froid est vif et sain ; le sol est couvert d'une épaisse couche de neige, mais le soleil est ardent, et souvent une chaleur bienfaisante se fait sentir qui rapelle les jours d'été.

A mesure qu'on s'élève, la pression atmosphérique s'abaisse, les couches supérieures de l'air ayant une densité toujours décroissante. Des expériences ont été faites depuis longtemps et les résultats ont été formulés par des hommes de génie, entre autres Laplace et Babinet. Si l'on prend pour point de comparaison Tarbes, chef-lieu des Hautes-Pyrénées, on voit que le baromètre y offre une pression moyenne de 73°, l'altitude étant de 321 m. ; Orthez, dans les Basses-Pyrénées, a une indication barométrique de 75° pour une altitude de 105 m. A l'Observatoire du Mont-Blanc le baromètre est fixé à 42° correspondant à une altitude de 4.700 m. Au mont Everest, qui est à une altitude 8.840 m., la pression barométrique descend à 26°. C'est par le défaut de pression que Crocé-Spinelli et Syvel trouvèrent la mort.

Il faut faire observer aussi que le poids d'oxygène contenu dans un litre d'air diminue en raison directe des basses pressions et que ce manque de tension d'air influe sur le point d'ébullition des liquides. Au pied du pic de Gerbats, contigu à l'immense rocher du Barroude et qui fait partie de la montagne de la Géla (vallée d'Aure, Hautes-Pyrénées), l'eau puisée dans le torrent bout à 65° au lieu de 100. A ces hauteurs, l'air moins dense conduit mal les ondes sonores, le silence est extraordinaire, et on ressent une pression insolite sur la membrane du tympan. Les pâtres de ces montagnes ont quelque difficulté à se faire entendre des personnes situées plus bas, à une distance d'environ 300 à 400 m. Montagnard moi-même, ayant gardé des troupeaux dès mon enfance sur les hautes montagnes de la vallée d'Aure, j'ai pu constater l'exactitude de ces faits; j'ai goûté un repos profond au milieu de ce calme qu'on ne peut oublier dans nos plaines et dans nos grandes villes.

Enfin, ce détail a son importance, il faut observer que sur les montagnes, les variations du baromètre sont moins brusques que dans la plaine.

L'atmosphère des sommets, balayée par les souffles du Sud, brusquement refroidie par les glaciers, sur-chauffée par les roches baignées de soleil, est une féerie incessante de lumière, un miracle indéfiniment renou-velé de couleurs. Quel perpétuel changement des lointains où les vapeurs matinales d'un mauve délicat et d'un rose inexprimablement léger, cèdent peu à peu à l'éclat du jour et reparaissent vers le soir couleur de flamme et couleur d'or !

TEMPÉRATURE

Principalement en été et au cœur de l'hiver, à mesure que, s'éloignant du camp de Lannemezan (Hau-tes-Pyrénées), on s'enfonce dans la vallée de la Neste, traversant les différents villages : Hèches, Sarrancolin, la ville d'Arreau et Cadéac à 700 m. environ d'altitude, en continuant son chemin à travers les vastes prairies jusqu'au plateau de la Géla, il est facile d'observer que la température de l'air diminue progressivement.

Les météorologistes ont essayé de connaître la tem-pérature des plus hautes régions de l'atmosphère. On

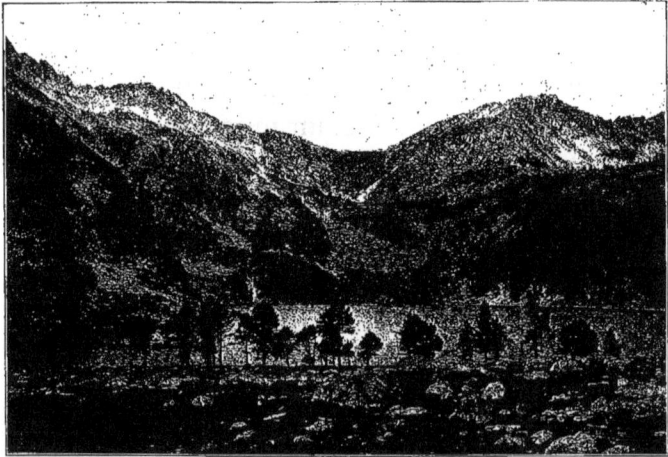

COL D'AUBER (2.500 m.) ET LAC D'AUBER (2.160 m.) au bas des glaciers de Néouvielle.
A 6 heures d'Arreau-Cadéac; à 4 heures environ de Barèges.

a lancé dans tous les pays des ballons-sondes porteurs
de thermomètres enregistreurs, destinés à fixer la
température des plus hautes altitudes qu'ils auraient
atteintes. L'*Aérophile* vient de publier ces résultats :
à 15.500 m., la température enregistrée a été de 66°
au-dessous de 0. D'après la loi de Gay-Lussac la température aurait dû être de 83°.

Le voisinage des lacs adoucit la température, les
masses d'eau emmagasinant une certaine quantité de
chaleur qu'elles restituent à l'air quand celui se refroi-
dit. Les lacs sont donc des régulateurs. C'est ce que
j'ai pu observer moi-même pendant près de trente ans,
au bord des lacs de la vallée d'Aure : l'Orrédon et le
lac d'Aumar, situés dans le massif du Néouvielle,
le lac de Barroude aux limites de l'Aragon, le lac
de Cachet à peu près aux mêmes altitudes. Leur
influence est très heureuse en automne ; elle l'est
moins en été, où elle contribue à rendre quelquefois
la chaleur insupportable. Quand on fait l'ascension
des vallées élevées, à mesure qu'on s'élève, on constate
l'échauffement des pentes. Il contribue au réchauffe-
ment de l'atmosphère, à la sécheresse et à la légèreté
de l'air. Les pentes reçoivent plus longtemps que le
plat de la vallée les rayons du soleil ; elles s'échauffent
donc davantage. Il n'est pas de touriste qui ne l'ait
ressenti en posant la main sur un rocher ou en
s'asseyant sur une pelouse sèche, au flanc d'une montagne. Il est d'observation, lorsqu'on chemine sur
les bords de la Neste, cours d'eau qui serpente le long
de la vallée d'Aure et qui prend sa source à la cime
des monts, qu'on sent un doux zéphir embaumé par les
plantes aromatiques et les forêts qui couvrent le pays.

Ce fait est expliqué par l'action de la chaleur sur les
végétaux. Certains villages tels que Grailhen, qui se
trouve environ à 1000 mètres d'altitude et admirablement exposé aux rayons du soleil, sont bien plus
chauds que d'autres situés au fond de la vallée. Aussi
s'étonnait-on à tort que nos aïeux aient pu construire
des habitations à une telle hauteur; ils recherchaient
probablement les bienfaits du soleil et la santé.

En effet, dans tous les villages qui sont situés au bas
de la vallée, tels que Guchan, Bazus, Ancizan, l'air,
par certaines journées de l'hiver, est calme et refroidi ;
il coule le long des pentes et, en raison de sa densité
plus grande, il vient s'accumuler dans le fond de la
vallée, tandis que les couches réchauffées et plus légè-
res trouvent leur équilibre un peu plus haut. Alors
les brouillards se condensent dans la couche froide,
et le creux du val se couvre d'une couche humide
et glacée pendant que les sommets des pics d'Arbizon,
de Tramezaygues et le Lustou restent étincelants,
frappés d'un soleil radieux, dans un ciel sans nuage.

« L'air est diathermane ; il se laisse traverser par
les rayons calorifiques sans s'échauffer. De son côté
la neige qui couvre le sol réfléchit la chaleur sans la
conserver. Ainsi, plaçons sur la neige un morceau de
charbon ou une feuille sèche : ces corps qui arrêtent les vibrations calorifiques, les emmagasinent et
s'échauffent vivement à tel point qu'ils fondent la neige
placée sous eux et s'y enfoncent ».

Le corps humain couvert de bure remplit le même
office. Il arrête les vibrations solaires lancées directement ou réfléchies par la neige, et il arrive que pendant
l'hiver, par une journée de soleil, on soit obligé d'allé-

ger ses habits et même de se servir d'une ombrelle, alors que la température est seulement de 10°. C'est un fait vulgaire que la température s'élève l'hiver sur les hautes montagnes : la caractéristique de la vie pendant l'hiver y est d'avoir le corps réchauffé dans l'air sec.

Sans doute, on ne jouit pas toujours du soleil. Plus d'une fois il pleut, il vente, il neige, surtout en novembre, décembre et janvier. Inutile d'ajouter qu'il est prudent alors de rester à la maison.

TEMPÉRATURE EN ÉTÉ

La plus mauvaise période dans ces régions est la fin du printemps. Les neiges fondent sur les sommets et, surtout s'il pleut, le sol est trempé de glace à moitié fondue. Les vêtements s'imbibent d'eau, l'air est humide. Mais la terre s'échauffe bientôt sous un soleil ardent, la végétation s'anime et les pelouses se couvrent rapidement de fleurs. C'est alors un des plus beaux spectacles que nous offre la nature.

Les étés dans les montagnes sont quelquefois très chauds. Au mois d'août on voit parfois le thermomètre monter jusqu'à 30 et 35°, principalement sur les rochers, dont la température moyenne est de 20 à 25°. Le moindre mouvement détermine la sueur, mais, comme la pression diminue à mesure qu'on s'élève, l'air étant très sec, cette sueur disparaît vite et est suivie d'un rafraîchissement. Cependant il n'en est pas toujours ainsi. Parfois après la pluie ou avant l'orage, l'atmosphère se trouve saturée de vapeur : alors il fait aussi chaud que dans la plaine; toutefois ces mauvais jours sont rares.

Les nuits en revanche sont fraîches. Le rayonnement nocturne est alors très intense. Si le ciel est clair, il se forme de la rosée et quelquefois du givre. Lorsque la pluie tombe et persiste, la température peut même devenir très froide, et il arrive que les hauts sommets se couvrent de neige même au cœur de l'été. Dans ma jeunesse, j'ai vu, pendant deux ou trois jours, la neige s'élever à 35 cent. au-dessus du sol, aux mois de juillet et d'août, principalement sur les cimes de la Géla, au pied du pic de Gerbats qui domine le port de Barroude, limite de l'Aragon ; mais comme, à cette époque de l'année, le soleil est ardent, douze heures suffisent pour fondre les neiges et les couches de glace et rendre les communication libres. On doit toutefois avoir présente à l'esprit la possibilité du froid en été et se munir de quelques vêtements d'hiver.

Sur les montagnes qui encadrent la vallée d'Aure, principalement sur celles du versant français, la fin de l'été doit être fixée entre le 20 et le 30 septembre. Un fait digne d'observation, c'est qu'après le 15 août environ, on remarque que ces immenses rochers changent de couleur ; l'aspect en devient sombre sans qu'il soit tombé de la pluie ; c'est un effet de l'humidité des nuits.

Il y a cependant des années où les mois de septembre et d'octobre sont magnifiques. Les jours sont plus courts, c'est vrai, mais le temps est plus fixe. La végétation conserve toute sa beauté, surtout si l'été n'a pas été trop sec. Il est même délicieux d'habiter la montagne à ce moment. Si l'industrie hôtelière construit de confortables demeures sur ces hauteurs, comme on l'a déjà fait sur les Alpes et sur d'autres points du globe, si les malades trouvent dans ces sites privilégiés des moyens de chauffage et de préservation qui leur manquent absolument aujourd'hui, la vallée d'Aure sera une des mieux choisies pour la cure par l'air de nombreuses maladies. J'estime même que nos Pyrénées offriraient à ce point de vue beaucoup plus d'avantages que d'autres montagnes où l'on a construit des sanatoriums et des postes de cure d'air. En effet les Pyrénées reçoivent le vent d'Afrique déjà surchauffé en traversant la mer et la Péninsule, filtré à travers la cime des monts et qui vient s'abattre sur les hauts plateaux et au fond des vallées. Cet air secoué et battu en traversant les bois et les forêts doit être plus pur et plus salutaire.

SÉCHERESSE DE L'AIR

En s'élevant sur nos montagnes à une altitude de 12 à 1500 m., par des beaux jours, on peut observer la sécheresse de l'air. La peau se dessèche ; la barbe et les cheveux deviennent durs, les lèvres se fendillent : la sécrétion bronchique exagérée chez les catarrheux disparaît en peu de temps. « On a vu des eczémas humides prendre la forme sèche et, ce qui est bien plus fréquent, la disparation très rapide de coryzas ou de trachéo-laryngites qui duraient depuis très longtemps ».

Sur ces hauteurs, où les bêtes à cornes cherchent librement leur vie pendant l'été, il y a toujours quelque animal qui périt en tombant du haut d'un rocher.

On le trouve pour ainsi dire momifié après plusieurs jours, quand, dans nos plaines, il eût été rapidement pourri, ce qui prouve la sécheresse de l'air à ces altitudes.

J'ai vu sur le versant des Pyrénées espagnoles, non loin des endroits que je viens de préciser, les habitants de Parsan et Bielsa tuer des animaux et, au lieu de les saler, se contenter de les étaler au soleil en tranches minces. Cette viande perd immédiatement son eau, durcit comme du bois sec.

Au mont Saint-Bernard, à la morgue où on recueille les restes des gens perdus l'hiver dans les neiges, les cadavres se momifient sans se putréfier et pourraient ensuite demeurer indéfiniment si on ne les ensevelissait pas.

Le picotement des yeux, de la gorge pendant les grandes ascensions résultent de la même cause et sont la conséquence du dessèchement trop rapide des conjonctives et des muqueuses.

Ce phénomème du dessèchement de l'atmosphère tient surtout à l'altitude, l'évaporation étant d'autant plus active que la pression est moindre. Dans nos laboratoires et dans nos manufactures on dessèche dans le vide en quelques instants des corps qui, à la pression normale, ne perdraient jamais leur eau d'imbibition.

Cette activité d'évaporation est quelquefois si intense sous les rayons du soir, qu'on voit fumer la neige dont les couches superficielles fondues s'évaporent dans l'atmosphère et se recondensent aussitôt dans les premières couches froides qu'elles rencontrent.

Sans parler des indications hygrométriques, une autre preuve de la sécheresse de l'air dans ces milieux est tirée de la pureté de l'atmosphère. L'absence d'humidité et de poussière donne à l'air dans nos montagnes une transparence trompeuse aux voyageurs qui s'y trouvent pour la première fois. Dans leurs promenades, ils croient pouvoir atteindre en quelques instants le terme qu'ils se sont proposé ; ils se trompent, il faut la moitié d'une journée.

Dans les appartements, l'état hygrométrique est encore plus faible qu'au dehors, et cela se conçoit si l'on veut bien se rappeler que l'air est d'autant plus sec qu'il est plus chaud. C'est ce qui fait que les meubles apportés de la plaine se mettent à craquer dès qu'ils sont installés dans nos montagnes. Leur bois se dessèche avec rapidité.

C'est pour les mêmes raisons que la sueur causée par la marche s'évapore très rapidement en été, c'est encore pourquoi dans cette saison, surtout au soleil, on se sent léger ; l'air vous porte, comme disent les malades qui vivent dans ces altitudes. La température n'est pas étouffante, et tel qui dans la plaine ne ferait pas 4 kilomètres sans être épuisé par la chaleur, en fait facilement 10 en plein soleil, surtout dans les vallées du Rioumajou, du Moudang, de Couplan, de l'Orrédon, de la Géla, où le sol est en pente insensible.

Lorsque le temps est mauvais, l'air refroidi se sature d'humidité, soit au contact des glaciers ou des plateaux montagneux, soit par le rayonnement nocturne. Il abandonne alors son humidité : elle se condense en fines gouttelettes qui flottent dans l'air et constituent les nuages qui restent isolés dans le ciel, ou les brouillards qui traînent dans le fond des vallées ou s'attachent aux flancs des montagnes. Les brouillards, sur les hauts plateaux de la vallée d'Aure, sont rares dans la belle saison. Malheureusement, pendant le printemps et l'automne, ils sont assez communs.

Je dois faire observer un phénomène assez remarquable : si par hasard vous vous trouvez sur ces hauteurs pendant la nuit avec un brouillard très épais et que la lune vienne éclairer l'horizon, vous voyez aussitôt les masses nuageuses se diviser en tourbillons d'une façon folâtre, s'éparpiller devant l'astre et disparaître entièrement de la région.

Soit en hiver, soit en été, on voit se soulever de temps en temps au fond de la vallée un nuage qui vient s'accrocher à mi-hauteur des versants et qui se détache ensuite pour aller plus loin ou disparaître peu à peu. Les habitants du pays lui donnent le nom de nuage sec. Il est en effet si peu dense qu'il ne mouille même pas les vêtements et on peut traverser ces nuages sans avoir l'impression du froid humide. Les personnes qui y sont habituées vaquent à leurs occupations sans le moindre inconvénient. Les indigènes, qui ont coutume de contempler les astres et le temps, disent que ce genre de brouillard ne tardera pas à amener la pluie. C'est un fait d'observation qu'on ne saurait expliquer.

Mais à côté de ces légers et peu durables brouillards il y a aussi ceux qui précèdent la pluie. Sans eux la médaille n'aurait pas de revers, et ces admirables sites seraient irréprochables.

En général il pleut rarement en hiver. Il ne pleut ordinairement pas partout en même temps dans la vallée d'Aure : tantôt c'est la gorge du val d'Aragnouët qui est la première inondée, tantôt c'est le val d'Azet,

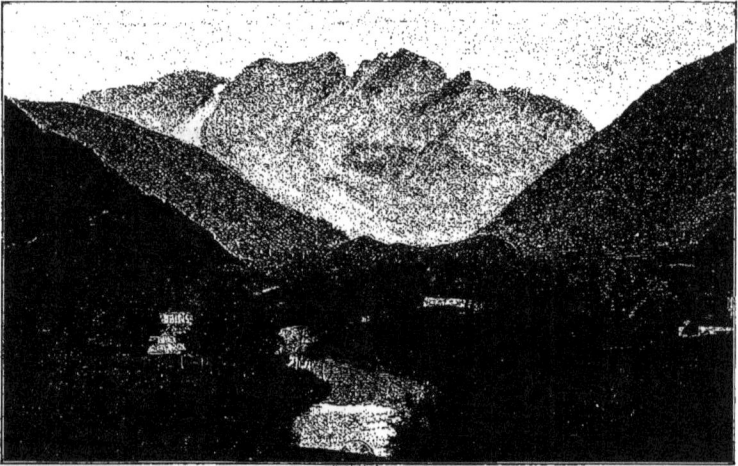

FOND DE LA VALLÉE D'AURE
Vu de la « Villa Moderno », à Cadéac.

situé au Sud-Est. Cela dépend de la direction des
vents qui viennent de l'Océan ou de la Méditerranée.
Ce sont les hautes montagnes qui arrêtent et condensent les nuages et qui sont la cause du froid ou de la
pluie. Nous reviendrons sur ce sujet lorsque nous
parlerons de chaque village de la vallée d'Aure en
particulier.

La neige qui tombe pendant l'été n'a pas beaucoup
d'importance, puisque sa chute dure peu de temps et
qu'elle est rapidement fondue. De même celle qui
tombe au mois d'octobre disparaît généralement vite.
Il n'en est pas de même de la neige d'hiver. C'est en
janvier et en février que les grandes chutes ont lieu.
Alors la neige tombe sans discontinuer, et la couche
qu'elle forme sur la terre peut atteindre plus de deux
mètres de hauteur. Les maisons en sont alors chaussées
jusqu'au premier étage à moins qu'on ne prenne tous
les jours le soin de la repousser.

« La neige balaie le temps », disent les Aurois. Le
ciel est alors sans nuage et d'un bleu d'azur, le soleil
brille et la température paraît s'adoucir. Il y a toutefois
des hivers où il tombe très peu de neige, moi-même
j'ai pu le constater, le 19 janvier 1908. J'avais quitté
Toulouse à 6 h. du matin, et à 11 h. j'étais arrivé au
village de Guchan pour repartir dans l'après-midi pour
Azet qui se trouve à environ 1.300 mètres d'altitude.
Le soleil était brûlant, le ciel pur : la vallée était
dépourvue de neige, l'Arbizon, le pic de Tramezaygues,
le Lustou, étaient seuls blanchis. Du village d'Azet,
j'ai pu contempler toute la vallée, du Sud au Nord :
elle présentait un spectacle ravissant.

La neige qui séjourne le plus longtemps dans ces

mòntagnes est celle du mois de décembre; janvier, février et mars sont les plus beaux mois d'hiver. En général la fonte des neiges s'opère en avril, mai et juin et peut déterminer de terribles crues dans la Neste. Nous verrons plus loin les ravages qu'elles ont causés à plusieurs reprises. C'est dans la même saison qu'il tombe des pluies abondantes; cependant j'ai vu d'autres fois une épaisseur de 2 m. de neige disparaître lentement dans le courant du mois de mars, ou au commencement du mois d'avril, sans que le sol eût été considérablement détrempé.

La neige dans ces hauteurs sert à maintenir la pureté de l'air et faire disparaître les poussières; car si le sol est recouvert de glace, le vent ne pourra plus les soulever. Les personnes affectées de bronchites, de laryngites ressentent vite tous les bienfaits de cette pureté.

LUMIÈRE

Un phénomène non moins remarquable dans les Pyrénées, par un beau temps, est celui de la luminosité extraordinaire des étoiles, effet de la rareté de la vapeur d'eau dans l'atmosphère et de la pureté extrême de l'air. Ce phénomène est plus appréciable en hiver qu'en été.

A ces altitudes, les rayons calorifiques n'étant pas arrêtés par les vapeurs de l'atmosphère, produisent une radiation très intense.

Quand l'air est saturé d'humidité, avant ou après la chute de la pluie, les rayons solaires donnent lieu, au lever ou au coucher de l'astre, à un merveilleux phénomène d'optique sur les neiges. Colorés par l'air humide, ces rayons teignent d'abord le sol glacé en rouge vif, puis en rose, en jaune, en blanc, en violet jusqu'au moment où toute clarté va disparaître et où la neige prend une teinte livide, plombée, lugubre. Ce superbe phénomène a été décrit par les poètes de l'antiquité.

Dans les montagnes, les rayons chimiques sont plus intenses que dans la plaine. Il n'y a pas d'amateur de photographie qui n'ait remarqué que les temps de pause sont plus courts sur les hauteurs.

Les botanistes ont aussi observé que la flore des hauts lieux est plus vigoureuse.

LES VENTS

Les vents les plus fréquents sur les hauts plateaux de nos montagnes d'Aure, sont ceux du Sud-Ouest et du Sud-Est. Les vents d'hiver sont froids, ils augmentent l'évaporation à la surface du corps, ce qui peut déterminer dans des proportions sensibles un refroidissement quelquefois dangereux. Il serait bon que les habitations destinées aux stations d'altitude fussent confortablement aménagées, exposées au soleil et dans le voisinage des forêts ou des lacs. Certaines pentes de la vallée d'Aure seraient remarquablement placées à ce point de vue.

Dans cette vallée, et dans celles du Louron et de Larboust, on constate même en plein hiver un phénomène curieux : quand le pays est couvert de neige, du fond des vallées aux plus hauts sommets, si le

vent du Sud, à un moment inattendu, souffle, il ré-
chauffe assez pour amener la fonte de la neige et mettre
le sol à nu, principalement au plat de la vallée et au
flanc des coteaux. Les sommets des pics seuls restent
couverts jusqu'au commencement de la belle saison.

Le vent du Sud-Ouest qui passe par la gorge d'Aragnouët amène souvent, l'hiver, le mauvais temps : il est
chaud et humide.

Pendant l'été on voit rarement apparaître le vent du
Nord. Il n'y a pas à s'en préoccuper beaucoup.

Pour se préserver de ces vents, il faudrait que les
stations de cure d'air fussent situées à des endroits
bien ensoleillés et bien abrités par la paroi d'un rocher
ou par une forêt de sapins, dont les branches enche-
vêtrées protègent très bien du vent.

Je viens de parler des vents du Sud-Est et du Sud-
Ouest, je serais incomplet si je ne mentionnais pas le
vent que nos montagnards désignent sous le nom de
vent d'autan. Il est brûlant et sec. Quand il dure deux
ou trois jours, il est d'une violence extrême, il tord et
déracine des arbres et quelquefois propage l'incendie
dans tout un village. Cependant il faut dire qu'en hiver
il est le bienvenu par l'élévation de la température
qu'il cause dans toute la vallée.

Très sec, il enlève rapidement l'humidité du sol et se
charge de nuées qui tombent en pluies abondantes dès
qu'il a fini de souffler. Quelques-uns le considèrent
comme venant d'Afrique, escaladant la cime des pics
et venant s'abattre en forme de cyclones au fond de
nos vallées. En passant sur les glaciers du Marboré, la
brèche de Roland, il abandonne son humidité qu'il
déverse sous forme de pluie, puis il descend vers le

Nord, et produit le phénomène que nous venons de décrire. C'est par l'effet de ce vent qu'au printemps la végétation se développe avec rapidité sur les hauts plateaux de la vallée d'Aure où il amène la fonte des neiges.

Le vent d'autan donne aux hommes et animaux des impressions désagréables. Le système musculaire, chez les personnes nerveuses, est alourdi. Il en résulte de la fatigue, de l'oppression, des maux de tête : le sommeil est agité, on est peu disposé au travail.

Je puis donc résumer la climatologie de ces altitudes en disant :

1o L'air de ces altitudes est raréfié, il contient moins d'oxygène que celui de la plaine et conduit moins bien les ondes sonores ;

2o Il est plus frais en été, plus chaud en hiver, au soleil, et très froid à l'ombre ;

3o Pendant la période des pluies, l'air est, comme partout ailleurs, saturé de vapeur d'eau, mais pendant l'hiver, il est très sec ;

4o Pendant l'hiver il fait très peu de vent dans la région montagneuse. Il souffle au contraire pendant l'été, mais sans grand inconvénient ;

5o Dans les régions boisées ou sur les pelouses, en été, le sol est frais et humide ; en hiver il est couvert de neige ; de là vient que l'air est d'une pureté remarquable, et que l'atmosphère est presque dépourvue de micro-organismes ;

6o Le soleil rayonne dans toute sa vigueur, l'air devient sec et laisse passer facilement les rayons calorifiques ; de là, la chaleur dans ces régions neigeuses où les rayons solaires sont réfléchis par la surface du sol.

Tous ces résultats concourent à une même action
d'un degré variable, physiologique d'abord, et thérapeutique ensuite, nécessaire pour établir une cure
d'altitude.

———

CHAPITRE IV

LA VÉGÉTATION

DES HAUTES VALLÉES

———

La végétation se raréfie à mesure qu'on s'élève. On
se sent dans un monde nouveau, au sein d'une nature
sauvage.

Ces hauts lieux sont plus favorables à l'évolution de
la vie animale qu'à la reproduction des végétaux.
L'homme peut y vivre, y guérir même de certaines
maladies ; si les animaux y deviennent rares et finissent
même par disparaître, c'est faute de nourriture végétale. Sur ces rochers dénudés on ne voit que l'izard
au pied léger et des aigles, des vautours et autres rapa-
ces qui vont chercher dans les hauteurs un asile où
dévorer leur proie.

Jetons un coup d'œil sur les flancs d'une montagne.
Tout d'abord l'eau ruisselle de toute part, entretient
des végétaux plus abondants, d'un aspect plus riche
que ceux de la plaine. Ce sont de gras pâturages où
paissent d'innombrables troupeaux, véritable richesse
des montagnards. Tous les grands arbres des pays de

plaine s'y trouvent, et, comme la terre végétale entraî-
née par les pluies dévale le long des pentes et s'amon-
celle à leur base, la végétation est luxuriante, l'herbe
épaisse, les arbres immenses.

Mais, si nous nous élevons à 1000 m., les sources
deviennent plus rares, la terre moins épaisse est çà et
là percée par des rocs, et ce qui nous frappe, c'est que
le bois à feuille caduque disparaît bientôt. A 1.300 m.
apparaissent les forêts de sapins et de mélèzes, et le
sol n'est plus couvert que d'un gazon dur et rêche ;
vers 1.800 m., le sapin lui-même devient rare et rabou-
gri, les plantes poussées dans les fentes des rochers
sont sèches et rudes, le tissu des fleurs, pareilles aux
immortelles, est desséché. Ces végétaux sont petits,
semblent raser la terre, et les racines sont énormes
par rapport à la tige. A 2.400 m., un peu au-dessous
des neiges éternelles, il n'y a plus guère que quelques
touffes de gazon piquant et dur et quelques plantes
naines qui s'attachent péniblement aux rochers fissu-
rés ; le tissu des feuilles devient dur, leur épiderme
épais et résistant.

Malgré cette modification des végétaux, les animaux
qui séjournent pendant trois mois d'été dans les vallées
supérieures, à 1.300 m. environ, trouvent une nourriture suffisante dans l'herbe rare et courte qui est
d'une qualité supérieure. Le bétail engraisse, devient
vigoureux, de poil luisant et, après une quinzaine de
jours, il est méconnaissable. Comme l'homme modifie
là ses organes de respiration et multiplie ses globules
sanguins, les animaux modifient leur mode de nutrition.

Les modifications des végétaux transportés à une
altitude plus grande se produisent rapidement. Bonnier

y a planté quelques végétaux des plaines et a noté leurs transformations. Le docteur Toujan lui-même, ami du reboisement des montagnes, a porté de Toulouse dans la vallée d'Aure différentes espèces végétales et a pu de même observer de nombreuses différences. Il a planté en même temps à Toulouse et dans la vallée d'Aure les mêmes végétaux, des mille-feuilles, des pissenlits, des rosiers, des tulipes, du safran, des acacias, des cerisiers, des châtaigners, des noyers, etc. ; ces végétaux ont été essayés d'abord à Guchan, à 800 m. d'altitude et à différentes hauteurs, jusqu'à 2.400 m. Il est très difficile d'obtenir une culture favorable à ces végétaux ; il faut en effet confier ces plantes à un gardien, sans quoi les troupeaux les dévorent.

Bonnier a répété ses expériences à Fontainebleau et à Lauges (Eure), c'est-à-dire sensiblement au niveau de la mer, à Chamonix (1.050 m.), au mont Tauvert (1.920 m.), à l'Aigle-du-Tour (2.400 m.), à Cadéac (740 m.), vallée d'Aure, Hautes-Pyrénées, et au col de la Paloumbe (2.050).

Sur les plantes dépaysées, la première chose que l'on observe, c'est le rabougrissement ; elles ont gagné en racine ce qu'elles ont perdu en tige. De plus, l'épiderme devient dur, imperméable, les stomates sont infiniment plus nombreux, le limbe s'épaissit, les grandes cellules du tissu en palissade s'accroissent et la chlorophylle devient plus abondante dans la feuille montagnarde que dans la feuille des vallées. Un fait bien connu de tout le monde, c'est que la couleur des fleurs devient plus brillante : les roses du Bengale, les rosiers Maréchal-Niel sont méconnaissables dans la vallée d'Aure.

Inversement, j'ai transplanté des gentianes, de l'*arnica montana*, des lys des montagnes du haut plateau de la Géla et des rochers de Pène-Esquira, situé à 2.000 m. d'altitude, dans mon jardin, à Guchan, à 800 m. d'altitude. Ces végétaux ont été contrariés dans leur végétation et beaucoup d'entre eux sont morts ; ceux qui ont survécu ont passé quelques années donnant à peine signe de vie. Il est vrai qu'ils avaient été transplantés sur un terrain moins rocheux.

CHAPITRE V

LA CURE D'ALTITUDE

L'altitude modifie la chimie et le fonctionnement des organes, ainsi que le montrent divers phénomènes qu'on peut observer soit sur le malade, soit sur l'homme sain qui viennent passer quelque temps dans la montagne. Ces phénomènes, parfaitement mis en lumière par Véraguth, ont été classés par lui comme correspondant à trois périodes : 1o période d'acclimatement; 2o période de séjour; 3o période de retour à l'appel.

Période d'acclimatement. — Les symptômes de la période d'acclimatement s'observent chez les gens bien portants et très robustes aussi bien que chez les valé-

tudinaires. Ils durent généralement huit ou dix jours.
Dès le jour de l'arrivée on sent, qu'il fasse chaud ou
froid, des bouffées de chaleur ; le facies devient rouge,
les conjonctives sont légèrement injectées, les lèvres
deviennent turgides ; cette action ne peut être déterminée ni par le vent ni par le froid, car on l'observe
aussi sur les parties du corps recouvertes par des vêtements. En même temps la peau devient brûlante, au
point que certaines personnes passent la nuit à se
gratter, accusant, souvent bien à tort, les puces qui
sont rares à ces altitudes, et les punaises qui y sont
totalement inconnues. Pour atténuer ces démangeaisons des premiers jours, il est recommandé de se tenir
à l'abri du soleil et du vent. Notons encore l'insomnie
qu'on remarque parfois chez les personnes qui observent le repos ; les touristes, eux, dorment à poings
fermés après leurs excursions.

Ces phénomènes heureusement transitoires s'observent au bout de deux ou trois jours, chez les anémiques, les neurasthéniques, surtout pendant les grandes
chaleurs de l'été. Mais l'accommodation économique
se fait bientôt, sauf dans quelques cas très rares où l'on
est obligé de faire redescendre le malade à une altitude de 400 à 500 mètres.

Un troisième phénomème à observer chez les nouveaux venus à l'altitude de 1200 à 1500 m. est celui des
palpitations de cœur et la gêne de la respiration. Il n'est
pas rare de constater ces palpitations chez les nerveux.
Ceux-ci en demeurent d'autant plus effrayés qu'elles
augmentent principalement la nuit et lorsqu'ils sont
couchés sur le dos. Ces malaises durent peu de temps ;
d'ailleurs on ne les observe bien caractérisés que chez

les vieux névropathes; généralement, au bout de quelques jours l'appétit augmente et le bien-être se rétablit.

Si les personnes fatiguées ou malades font quelque peu d'exercice par un temps sec et chaud, la sueur apparaît et les muqueuses se dessèchent peu à peu. Les malades sont alors constipés et quelquefois l'urine devient plus foncée. Il n'en est pas de même si elles boivent avec mesure l'eau de source, fraîche et limpide comme le cristal, qui coule de nos rochers. Elles éprouvent alors un sentiment de bien-être.

Chez les sujets nerveux, chez les femmes surtout, les impressions sont différentes : généralement, sauf s'il fait très mauvais temps, le caractère des nouveaux venus dans la montagne devient gai, expansif, entreprenant; ils font des projets d'escalade, projettent de franchir la cime de nos pics les plus élevés. Bien des fois j'ai essayé de les conduire à ces altitudes, et à leur grand désappointement, à peine arrivés péniblement à mi-hauteur, il fallait s'arrêter et renoncer. Bien entendu, je parle ici des personnes qui n'ont pas subi encore l'entraînement, et qui n'ont pas acquis l'accoutumance nécessaire. Pendant la période transitoire de huit jours à peine, la peau du visage, des mains, qui sont en contact immédiat avec les rayons du soleil et avec l'air, devient rouge, bronzée; c'est alors que les démangeaisons cessent. Les habitants de ces grandes altitudes offrent cette couleur brunie. D'autres sont rouges, frais et ont l'apparence de la plus belle santé. Les cheveux deviennent secs et crépus. La peau devient sèche. Un des résultats les plus remarquables de la sécheresse et de la pureté de l'air est la guérison rapide des rhinites, des pharyngites, des laryngo-trachéites.

Période de séjour. — Il n'en est pas toujours ainsi :
chez les personnes nerveuses, l'excitation est calmée
dès le premier jour, et elles dorment d'un sommeil
profond et réparateur. Dans une période de vingt ans,
j'ai eu l'occasion de conseiller à plusieurs de mes
clients la cure d'air, et de les envoyer dans différents
sites ou villages de la vallée d'Aure ; pendant la
période d'été, dans mes moments de loisirs, j'ai pu
quitter Toulouse une vingtaine de jours et étudier les
changements opérés chez eux. Voici ce que j'ai observé : j'ai vu des jeunes gens, d'autres personnes qui,
à la ville, ne pouvaient faire deux cents pas sans
être extrêmement fatigués, faire des lieues dans ces
altitudes sans s'en apercevoir. Il est vrai que la vallée
d'Aure est pourvue de routes, de chemins muletiers
bien entretenus et d'une pente très agréable ; on ne
s'aperçoit pas qu'on monte. Le corps tout entier semble
devenir plus léger ; on le remue sans peine ; les fonctions intestinales se régularisent et l'appétit augmente.

Après quelques jours d'expérience de la montagne
le caractère devient plus calme ; le malade montre
une grande résistance et peut faire des excursions
sans fatigue. J'en ai vu qui relevaient de fièvre
typhoïde ; après une longue convalescence, emme-
nés avec moi à Guchan, ils pouvaient à mon grand
étonnement, au bout de douze ou quinze jours, entre-
prendre à pied de petites excursions sans être fatigués,
alors que depuis trois mois en ville ils avaient de la
peine à faire quelques pas sans être couverts de sueur.

Période de retour. — La période de retour s'effectue
malheureusement trop tôt. Aussi, ceux qui redescen-

dent en plein été dans les villes ressentent-t-ils d'abord
une sensation d'extrême chaleur. Cependant la force
musculaire se maintient ainsi que l'endurance à la
fatigue ; la vigueur intellectuelle persiste, ils peuvent
vaquer à leurs occupations sans crainte d'être déran-
gés. Le bénéfice de la cure de nos montagnes se fait
sentir beaucoup plus chez les neurasthéniques, les anémiques ; naturellement ce bénéfice est moins grand si
leur séjour ne dépasse pas un mois ou un mois et demi.
Chez les convalescents le résultat est meilleur et durable : j'ai vu des personnes, dont la convalescence
semblait interminable, revenir de la montagne, après
un séjour d'un mois seulement, radicalement guéris.

La cure d'altitude et d'air à la montagne est de
toute évidence. Pour qu'elle soit durable, je conseille
de ne pas reprendre immédiatement avec trop de per-
sistance le travail habituel. Il faut laisser à un second
acclimatement le temps de se faire.

Acclimatement

L'étude physiologique que nous avons esquissée dans
le chapitre précédent donne à penser que ces états
pathologiques sont une des conséquences nécessaires
de la cure d'air de montagne. Evidemment, un malade
convalescent d'une longue maladie ou d'une opération
chirurgicale et déjà profondément anémié qu'on soumet
à la dépression atmosphérique, devient bien plus malade.
Mais chez les gens bien portants ces phénomènes se
montrent à peine. On a expliqué ces faits par le défaut
d'oxygène dans le sang, ou anoxhémie chronique.

Bourdanet, dans ses voyages à travers les Andes, avait

cru voir que les hommes qui habitent les villes et les
fermes situées sur les grandes hauteurs, présentaient
un état de misère physiologique qui les prédisposait
à certaines maladies, et que chez eux les affections
banales prenaient de suite une tournure spéciale et qui
ne se rencontrait pas chez les habitants des rivages
et des plaines. Dans un ouvrage considérable, il a
cherché à démontrer que la vie sociale, les idées poli-
tiques, les opinions économiques des habitants des
régions élevées avaient fini par être façonnées d'une
manière particulière par leur état chronique d'anoxhémie. Pour lui, les hommes des hauts plateaux de l'Amérique et de l'Himalaya sont des infirmes, en raison
de ce fait qu'ils ont dans le sang une moindre réserve
d'oxygène, qui limite forcément leur énergie aussi bien
intellectuelle que physique. De là l'état incontestable
d'infériorité des races espagnoles transportées dans les
républiques du Sud de l'Amérique. La théorie de
Bourdanet a été ébranlée bientôt par des études et des
expériences. La faiblesse constitutionnelle des habitants
des Andes tient principalement au genre de vie et au
défaut d'alimentation inévitable sur ces hauteurs, sinon
nous devrions retrouver la même absence de résistance
chez le montagnard alpin ou pyrénéen. J'ai eu l'occasion de voir qu'il n'en est rien, du moins dans nos
régions. Et en effet les habitants de nos Pyrénées,
guides, serviteurs, hôteliers, qui gagnent leur vie et se
nourissent convenablement, sont admirables de robus-
tesse et de santé. Il est d'observation que, dans les
régions où l'étranger va peu, ou même point, l'absence
d'agriculture, de commerce et d'industrie rend le montagnard misérable, et c'est alors qu'on trouve, comme

dans les Andes et pour la même raison, la misère physiologique. Dans nos montagnes, chacun subit la même tension et, par conséquent, si la théorie de Bourdanet était vraie, chacun devrait souffrir de la même anoxhémie chronique. Du reste, les animaux ne devraient pas non plus y échapper ; au contraire, ils bondissent sur les rochers, gravissent avec précipitation les pentes. Qui n'a pas vu à la chasse l'izard à la tête altière et le bouquetin fournir de longues courses à grande vitesse sur la cime de nos montagnes ?

Les expériences de Paul Bert nous ont démontré par quel mécanisme se fait l'acclimatement à de grandes hauteurs. Lorsque le mal des montagnes est apparu le soulagement et la guérison surviennent si le patient persiste à rester dans ces hauteurs. Paul Bert nous dit: « A quoi peut tenir cette acclimatation ? Parmi les hypothèses que j'ai examinées jadis, il en est une qui peut être facilement contrôlée par l'expérience. Elle consiste à supposer que l'hémoglobine a augmenté en quantité dans le sang, de telle sorte qu'à la grande hauteur où vivent les animaux des altitudes ils pourraient avoir dans le sang la même quantité d'oxygène que ceux des régions basses et braveraient ainsi l'anoxhémie. La richesse en oxygène de la combinaison oxyhémoglobique resterait moindre ; mais la quantité d'hémoglobine compenserait le déficit...

« On peut supposer *a priori* que la raison physiologique qui permet à l'homme et aux animaux de supporter l'atmosphère très raréfiée des hauts lieux doit être, soit la fréquence des mouvements respiratoires et l'accélération des battements du cœur qui ramènerait plus souvent le sang aux poumons, soit l'augmentation des globules, soit une plus grande capacité respiratoire de l'hémoglobine, soit enfin, dans une mesure difficile à évaluer, la diminution des besoins des tissus en oxygène, c'est-à-dire l'amoindrissement de l'activité des moyens respiratoires intimes ou même une meilleure utilisation, pour un travail donné, des combustions produites ».

Mais laquelle de ces nombreuses hypothèses convient-il d'accepter ? C'est là ce qu'on ignorait absolument. Or, les recherches démontrent que la part la plus importante de ce phénomène d'adaptation de l'organisme aux basses pressions, revient à l'augmentation du nombre des globules rouges du sang, c'est-à-dire de l'élément respiratoire oxygénophore.

Ainsi donc, le premier effet produit par le séjour sur les hautes montagnes consiste dans l'exagération de la fonction normale de l'hématopoèse. Viault, après avoir parcouru certains points élevés d'Europe, s'est transporté au pic du Midi de Bigorre où Müntz avait déjà travaillé et il a répété sur la formation des globules une expérience analogue à celle du chimiste de l'Institut agronomique, expérience d'ailleurs pleinement confirmative.

D'autres savants, tels que Egger, Mercier, ont continué les recherches sur les phénomènes d'hématopoèse dans la montagne. Comme conclusion, nous pouvons dire, d'après P. Regnard :

« 1º Que la diminution de pression a pour résultat de provoquer immédiatement une compensation hématopoétique, qui se traduit par une véritable explosion de microcytes ;

2º Les microcytes se transforment en hématies, qui

fixent de l'hémoglobine, et la compensation respiratoire est obtenue ;

3º Le retour à la plaine amène une résorption lente des hématies en excès ».

Résulterait-il de ce dernier fait que la cure d'altitude soit inutile et que l'individu revienne à son état primitif? Une observation d'Egger nous prouve le contraire. C'est sur les gens bien portants que les globules redescendent à leur chiffre normal ; mais il n'en n'est pas de même chez les malades. Egger a vu, en effet, les anémiques redescendus en plaine perdre leur masse excessive de globules, mais s'arrêter juste au niveau même des gens normaux.

L'organisme malade ne se comporte pas en présence des médications comme l'organisme normal. Exemple : l'antipyrine n'abaisse nullement la température du fébricitant qui a 40º. Un homme normal qui va à la montagne voit ses globules augmenter, puis revenir au chiffre primitif quand il redescend ; un malade voit d'abord ses globules augmenter, puis diminuer quand il redescend, mais la perte s'arrête quand la normale est atteinte.

Cette manière de voir sera confirmée quand on aura observé plus de malades, mais on remarquera que, même si les globules retombaient au chiffre primitif, tout bénéfice ne se raitpas perdu, car pendant le séjour, sous l'influence d'une riche irrigation par l'hémoglobine oxydée, les tissus se seraient restaurés. L'appétit, l'énergie musculaire revenus, auraient mis l'organisme en état de reprendre la vie ordinaire. Il semble que ce soit de cette manière qu'agisse le séjour à de hautes altitudes. On en aura la preuve quand nous étudierons le complexus général de la cure.

Action de l'altitude sur la respiration

Une révolution organique dans l'augmentation des éléments respiratoires du sang se produit lorsqu'on s'élève à une certaine altitude. J'ai pu observer, dans mes nombreuses ascensions sur les pics les plus élevés de la chaîne des Pyrénées, des modifications profondes dans la respiration, la circulation, la nutrition. En effet, toutes les personnes qui ont passé quelques jours sur ces hauteurs ont été frappées des troubles passagers qu'elles éprouvaient.

Dès qu'on arrive à la montagne, les microcytes ne sont pas encore formés ; tout au moins ils ne sont pas encore imprégnés d'hémoglobine ; la pauvreté en oxygène de l'air inspiré doit être compensée par une ventilation plus active du poumon. Mais dès que le nombre des globules croît, que la nouvelle hémoglobine apparaît, cette ventilation supplémentaire devient inutile et la circulation aéro-pulmonaire retombe à la normale.

Une conséquence de ce fait est que le séjour dans les hautes altitudes augmente la capacité de la cage thoracique : un volume plus grand d'air passe par les alvéoles du poumon : la nature utilise tous les moyens à sa disposition pour compenser l'anoxhémie.

Mais si nous constatons des accélérations dans les mouvements respiratoires, on doit s'attendre à un trouble du même ordre dans les fonctions du cœur et de ses vaisseaux. La faible teneur en oxygène que contient l'air sera compensée par l'hématose du sang. Les mouvements du cœur étant activés, le sang passera avec plus de fréquence dans le poumon ; le nombre des battements sera augmenté. Ils retomberont à la normale dès que les globules compensateurs seront formés.

Tension artérielle

Donc, à mesure qu'on s'élève sur la cime d'un pic, la respiration et la circulation sont singulièrement activées, de là une tension intra-artérielle plus grande. Paul Bert, peu de temps avant sa mort, avait examiné des animaux placés à l'intérieur de cloches en fonte, où il pouvait augmenter ou diminuer la pression atmosphérique. Son expérience avait une haute importance par suite de la malheureuse opinion qui court dans un certain monde médical : *que la diminution de la pression amoindrit le soutien que l'air donne aux parois superficielles des vaisseaux, particulièrement des vaisseaux du poumon ; d'où les hémorragies qui seraient fréquentes chez les ascensionnistes, et redoutables chez les phtisiques, chez qui les parois vasculaires sont très affaiblies.* Cela se répète partout ; on affirme que les alpinistes ont de fréquentes hémorragies par le poumon, le nez, les oreilles ; que les phtisiques éprouvent à la montagne de redoutables hémoptysies.

Dans mes excursions, rarement j'ai pu observer cet accident de montagne. Rarement aussi, j'ai pu observer les hémorragies par l'oreille. En 1888, dans ma thèse inaugurale : *De l'Obstruction de la trompe d'Eustache et de son Traitement,* présentée à la Faculté de Montpellier, je disais que bien des gens ont, sans le savoir, leur trompe d'Eustache obstruée à la suite d'une rhino-pharyngite. La membrane du tympan est dans ce cas toujours fragile : si ces personnes veulent faire une ascension un peu rapide, à cause de la pression atmosphérique amoindrie, l'air contenu dans la caisse du tympan se dilate et produit la distension douloureuse de la membrane ; l'ascensionniste entend certains bruits ; souvent il a des tournements de tête qui l'obligent à s'arrêter et à se coucher ; parfois, avant même qu'il ait rien ressenti, son tympan peut se perforer, de là une hémorragie.

Chez quelques hémophiles, à la suite d'efforts prolongés, on a pu observer quelques hémorragies nasales. Mais ces hémorragies peuvent se produire après une course rapide dans la plaine, sans que la diminution intervienne en rien.

Les premiers faits qui ont donné naissance à cette théorie sont dus aux ascensionistes et aux aéronautes qui ont vu le sang jaillir de leurs muqueuses ; quoique rares, ces faits ont produit une grande impression et se sont vite répandus. De Saussure est le plus célèbre défenseur de la théorie, tout à fait erronée, de l'influence de l'air raréfié sur l'organisme. Une moindre pression délivre, prétend-on, la surface du corps du poids qu'il supporte dans la plaine et amène une dilatation des vaisseaux sanguins superficiels, qui peut aller jusqu'à la déchirure. On a démontré bientôt que cette manière d'expliquer repose sur des théories physiques absolument fausses et que, si la pression de l'atmosphère diminue, en même temps diminue la pression exercée dans l'intérieur du corps, de sorte qu'aucun vaisseau ne peut se dilater. Pourtant cette fausse manière de voir a persisté jusqu'à nos jours : les erreurs ont la vie dure.

Combustions organiques

La composition oxygénée de l'atmosphère, la compensation globulaire qui se produisent dans le sang, doivent avoir un certain retentissement sur les phénomènes internes de la nutrition et de la dénutrition.

Paul Bert, un des premiers, s'est occupé de la production de l'acide carbonique chez des animaux. Ses expériences consistaient à mettre un animal dans un vase clos, à l'y laisser mourir, puis à mesurer ce qui se trouvait d'oxygène et d'acide carbonique dans la cloche.

Il obtenait les résultats suivants :

Pression	O Consommé	CO^2 Produit
760	278	237
500	246	237
370	227	180
340	221	175
200	160	138

Température

En m'élevant avec plusieurs de mes compatriotes et amis sur les cimes de l'Arbizon, du Néouvielle, du Gerbats, j'ai eu soin de noter leur température. Un thermomètre de précision et à la minute a été placé au creux axillaire pendant dix minutes. J'ai constaté presque toujours une diminution de la température. Le thermomètre descendait à 36°8, de 37°5, température de mes gens couchés dans leur lit avant le départ pour l'ascension. J'avoue franchement qu'il est assez difficile de fixer ce changement de température : dans les altitudes, la condition de vie, la diminution des combustions au début, l'augmentation de l'évaporation sur la surface du corps, doivent amener la réfrigération.

Il faut noter aussi que les personnes auprès desquelles j'ai fait cette observation étaient suffisamment couvertes : si elles gagnaient moins de chaleur, elles en perdaient aussi moins.

Variation du poids du corps

Les habitants de nos hautes montagnes sont en général maigres, secs, mais bien musclés. Ils peuvent produire une somme de travail peut-être plus grande que les habitants de la plaine, à la condition d'être convenablement nourris. Il en est de même des habitants des vallées de Barèges, de Bagnères-de-Bigorre, de Bagnères-de-Luchon, de Luz-Saint-Sauveur, Gavarnie, Cauterets. Les habitants de la plaine qui viennent faire une cure d'air dans la vallée d'Aure ne manquent pas de maigrir au bout d'un mois de séjour, mais leur force musculaire a presque quadruplé ; leur teint est plus frais, leur regard plus vif ; ils ressentent un profond bien-être. J'ai constaté, pendant les grandes chaleurs, que les étrangers diminuaient de poids et perdaient une partie de leur graisse, soit, parfois, environ deux kilos dans l'espace de trois mois. Je ferai observer qu'ils étaient déjà ou un peu obèses ou rhumatisants. Chez ces derniers, il a suffi d'un séjour de deux ou trois mois par an dans la vallée pour faire disparaître les tares de l'arthritisme. J'en ai eu dans ma famille des preuves palpables.

Mal des Montagnes

Les excursionnistes qui ont parcouru nos Pyrénées ont éprouvé, en atteignant 2.500 et 3.000 m. d'altitude, un phénomène bien digne d'attirer notre attention et qui porte des noms différents suivant les pays. Appelé *soroche* et *puna* dans l'Amérique du Sud, *mareo* à cause de sa ressemblance avec le mal de mer, il est connu en France sous le nom plus simple de *mal des montagnes*.

Certains comparent ses effets au mal de mer, et ce n'est pas sans raison, car dans les deux cas on éprouve un malaise semblable et des vomissements. Cependant les causes sont bien différentes : quand on étudie le mal des montagnes, ce qui frappe tout d'abord c'est qu'il est loin d'apparaître toujours à la même altitude et dans les mêmes conditions. Il y a plusieurs manières de s'élever dans l'atmosphère : on peut s'élever à pas lents, s'habituer insensiblement à la pression atmosphérique ou se laisser emporter en aérostat. Dans une période de huit ans, accompagné de plusieurs personnes déjà entraînées, j'ai pu m'élever à la cime des pics les plus élevés des Hautes-Pyrénées et visiter, du 15 juillet au 20 août, le Monné de Cauterets, le Vignemale, le Néouvielle, le Lustou, le majestueux Arbizon, le pic du Midi de Bigorre. A ces différentes altitudes c'est à peine si mes compagnons et moi avons ressenti le mal des montagnes. Néanmoins on ne peut amener qui que ce soit à de telles hauteurs ; il faut bien connaître ses compagnons, et savoir s'ils ont fait leurs preuves dans la montagne.

J'ai cependant été témoin une fois d'un de ces accidents. Le 22 août 1903, parti par une belle nuit d'été
et un radieux clair de l'une, avec cinq excursionnistes,
pour faire l'ascension du pic d'Arbizon, nous traver-
sâmes la ville de Guchen, nous élevant par un chemin muletier jusqu'au village d'Aulon, situé environ à
mi-hauteur du pic, et arrivâmes presque au lever du
soleil au passage de la Paloumbe ; sans avoir encore
atteint le point culminant, nous étions cependant à une
hauteur de 2.600 m. environ. Pendant la nuit, à travers
ce site sans route connue, nous avions franchi cet
espace abrupt, peut-être un peu trop rapidement.
J'étais à la tête de la caravane lorsque je fus appelé
pour porter secours à Jacques Balès, âgé d'environ
60 ans, qui avait voulu nous suivre malgré nos conseils.
Quoique déjà presque arrivé à la cime du pic, je redes-
cendis promptement pour lui porter mes soins. Son
corps était couvert d'une sueur froide, les dents serrées,
le regard terne ; le cœur semblait s'éteindre, le pouls
ne battait plus, la vie disparaissait.

Je m'empressai de le placer la tête basse sur le plan
incliné de la montagne pour produire plus facilement
l'irrigation sanguine du bulbe rachidien ; je fis des fric-
tions sur toutes les parties du corps ; j'administrai une
injection hypodermique de caféine et lui fis boire du
kola granulé. M. Balès, par cette intervention, fut
rappelé à la vie après environ une heure de soins. Mes
compagnons et moi avions été douloureusement im-
pressionnés, car notre excellent ami avait été bien
près de la mort.

Heureusement il n'en est pas ainsi lorsqu'on a fait
choix de solides compagnons et qu'on possède un bon

guide originaire du pays, qui connaisse les bons chemins.

A quelle hauteur apparaissent les premiers symptômes du mal des montagnes ? D'après mes observations il y a des différences selon les individus et les lieux. Dans les Pyrénées, de 3.000 à 3.500 m., ils sont à redouter. Les voyageurs qui ont parcouru les montagnes les plus élevées de l'Amérique du Sud sont unanimes à dire qu'on peut atteindre jusqu'à 4.000 m. de hauteur sans être incommodé ; d'autres, qui ont franchi la chaîne du Caucase, les monts d'Arménie et même la longue chaîne des Andes, n'ont rien ressenti. Les frères Schlajfntweit ont franchi l'Hymalaya vers l'Ibi-Gamin, c'est-à-dire 6.880 m. d'altitude, sans être sérieusement malades. Notons qu'il arrive parfois qu'à 2.000 m. environ, certains troubles apparaissent qui disparaissent 200 m. plus haut. Cela dépend du tempérament de l'excursionniste et de son acclimatation.

Dans les caravanes que j'ai eu l'honneur de conduire, j'ai pu noter que les débutants, les inexpérimentés, étaient les seuls à ressentir quelques symptômes, qui disparaissaient après quelques minutes de repos et les encouragements que je pouvais leur donner. Je n'ai pu constater chez les guides et les porteurs de provisions le mal des montagnes.

Une des causes de ce mal, chez les personnes venant des villes, déjà extrêmement fatiguées, c'est qu'elles commençaient dès le lendemain de leur arrivée à gravir les hauteurs, au lieu de prendre quelques jours de repos, de subir l'action du climat montagneux et de faire des provisions de force. D'autres excursionnistes

étaient affectés de maladies de cœur ou épuisés par
le travail. Il est certain que l'acclimatement a une
grande influence : après un séjour un peu prolongé
sur le haut plateau de la vallée d'Aure, en s'élevant
insensiblement, le mal des montagnes devient extrêmement rare. C'est un fait bien connu des alpinistes : un
homme qui fait à cheval une partie de l'ascension ne
ressent les phénomènes que nous venons de décrire
que lorsqu'il commence à marcher. Si on le met sur
un brancard et si on continue l'ascension, tout cesse ;
on le remet à terre, le mal reprend. Voilà une expérience bien nette ; les montagnards qui ont l'occasion
d'accompagner les étrangers qui visitent leurs régions
la répètent souvent.

Il arrive d'ailleurs qu'un touriste qui a mal dormi ou
mal digéré soit atteint et non ceux qui ont passé une
bonne nuit. Je pourrais citer encore un exemple assez
concluant : au mois de septembre 1904, j'offris aux
habitants de la commune de Guchan, qui venaient de
me choisir pour maire, un banquet qui eut lieu au
milieu d'un vaste verger, par une journée des plus
ensoleillées. Avec cinq compagnons, rompus à l'alpi-
nisme, nous conçumes le projet de faire l'ascension du
pic de Lustou qui est à une altitude de 3.155 m. et
nous nous mîmes en route vers minuit. Personne
n'avait dormi ni pris de repos. A peine nous étions-
nous élevés à une altitude de 1.400 m., que nous
éprouvâmes tous un malaise général : nos jambes
étaient cassées, nos genoux rompus ; on eût dit qu'un
poids énorme nous écrasait ; quand nous étions assis,
nous ne voulions plus nous relever. Quelques-uns
sentaient comme un cercle de fer étreindre leur tête ;

d'autres ne parlaient que pour dire leur besoin de
dormir : cela se conçoit, après la fatigue et les quelques libations de la veille. Les uns redescendirent
dans la vallée, les autres durent s'arrêter aux trois
quarts de leur excursion. Les moins fatigués, les plus
jeunes, et ceux qui n'avaient pas assisté au banquet,
parvinrent seuls à la cime du pic.

Pour expliquer le mal des montagnes, on a fait
différentes recherches expérimentales. Bourdanet a
remarqué que, lorsque l'oxygénation est moindre, les
centres nerveux sont moins alimentés : l'oxygène
dissous dans le sang est en moindre proportion à
mesure qu'on s'élève dans la montagne.

Paul Bert, de son côté, nous fait la description des
changements qui s'opèrent dans le sang à mesure qu'on
s'élève ; son mérite est d'autant plus remarquable que
la difficulté opératoire est plus grande. Il était impossible d'opérer sur l'homme. C'est sur des animaux, en
particulier sur le chien, que ces expériences ont dû
être faites. D'autre part, il a été nécessaire de travailler
au laboratoire avec un outillage perfectionné qui per-
mette de soumettre un animal aux mêmes conditions
que sur les hautes montagnes.

Ses conclusions ont été que « si le mal des montagnes est une axphysie, un de ses facteurs importants
réside, pour les hauteurs moindres de 5.000 m., dans le
travail musculaire qui consomme l'oxygène du centre.
Nous pensons que, si on est atteint de cette maladie
quand on monte à pied sur la Jungfrau, on ne l'aura
nullement quand on y sera hissé par un ascenseur ».

Cet éminent physiologiste ajoute encore : « Le mal
d'altitude résulte de la diminution de la pression

atmosphérique ; mais c'est indirectement qu'elle se fait sentir. En effet, sous faible pression, l'oxygène fixé par l'hémoglobine diminue dans le sang ; si l'action musculaire et la création de l'énergie se produisent, la faible provision d'oxygène se consomme rapidement et l'axphyxie des tissus survient : c'est le mal des montagnes ».

Quoique le mal des montagnes ne soit pas très grave par lui-même, il n'est pas inutile de se préoccuper des accidents de montagne dont il est la cause indirecte : s'il survient près d'un précipice, il aide au vertige ; un éblouissement peut en résulter. Il est toujours imprudent de tenter seul l'ascension d'un pic élevé. Une fracture, une luxation, une foulure ne sont pas rares et les cris et les plaintes ne peuvent être entendus. Enfin il est arrivé plusieurs fois de s'égarer à des gens, cependant délurés, de ma connaissance ; il faut craindre alors de se trouver exposé seul aux dangers de la nuit, d'une bourrasque, d'un orage ou de la foudre. Qu'il nous soit permis de citer ici un exemple :

Depuis quelques années j'avais projeté de faire le voyage de Toulouse à Cauterets, en passant par Bagnères-de-Luchon, la vallée du Larboust, le col de Peyresourde, le sommet de la vallée du Louron, le haut plateau de la vallée d'Aure et le cirque de Gavarnie. En trois jours, avec mon bien cher et regretté fils, nous avions traversé les pentes les plus abruptes et franchi la cime de ces monts. Le deuxième jour de notre excursion, la nuit nous surprit au sommet de la vallée d'Aure, non loin du plan d'Aragnouët, dans la montagne de Vignec, au-dessous du pic de Gerbats et du col

du Campbiel (ou de Gèdre), à 2.600 m. d'altitude.
Nous fûmes obligés de nous arrêter et de prendre un
repos bien gagné chez Guillaume Soulan, un de nos
vieux amis de la vallée, que nous rencontrâmes dans
ces hauts lieux et qui nous offrit l'hospitalité. Nous
pûmes nous abriter dans sa modeste demeure, une
cabane en pierre sèches comme il y en a tant dans
les montagnes de la vallée d'Aure. Nous étions couchés
sur la dure quand tout à coup, au milieu du silence
de la nuit, un orage éclate, le tonnerre gronde, les
montagnes retentissent. Il semblait que ces immenses
rochers allaient éclater sur nos têtes. De fulgurants
éclairs illuminaient d'un feu ardent les pics et les rocs
d'alentour. La foudre éclatant de tous côtés répan-
dait dans notre cabane une odeur de soufre et de bi-
tume. Notre vieux compagnon, ferme croyant, adres-
sait au Dieu de ces éléments des prières bien senties,
lui demandant avec instance de nous conserver la vie.
La pluie tombait avec violence, accompagnée d'énormes grêlons qui frappaient à coups redoublés sur le
toit de notre refuge. Cette sinistre tempête dura de
minuit à trois heures du matin : c'était le matin du
16 août 1899. Nous attendîmes là avec anxiété les premières lueurs de l'aurore pour continuer notre route.
Guillaume Soulan nous conduisit jusqu'au sommet du
col de Gèdre, où nous trouvâmes la neige et les grêlons
fraîchement tombés. L'horizon s'éclaircit, nous commençâmes la descente vers huit heures du matin et
nous arrivâmes à midi à l'hôtel de la Grotte, sur la
route qui conduit de Luz-Saint-Sauveur au cirque
de Gavarnie. Nous y trouvâmes un dîner exquis.
Il est vrai que dans de semblables excursions l'esto-

mac se trouve toujours bien disposé. J'ai voulu décrire partiellement cette excursion pour faire comprendre, en particulier aux jeunes gens inexpérimentés, qu'il ne faut jamais s'aventurer à travers nos montagnes sans être bien pourvu de moyens qui assurent le retour.

Voici un autre souvenir plus ancien et plus tragique. Au mois de décembre 1863, avec un compagnon d'une trentaine d'années, je revenais d'Espagne par le port de Bataillence et nous devions descendre la vallée de Saux pour rejoindre la Neste à Chaubère, un peu au-dessus d'Aragnouët.

Ceux qui fréquentent ces contrées admettent qu'en cette saison il faut se trouver vers midi au haut des cols ; mais nous fûmes très malheureusement retardés par le mauvais état des chemins et il était près de deux heures quand nous commençâmes la descente. La neige était abondante et un vent violent la soulevait, l'emportait en tourbillons qui nous assaillaient, nous enveloppaient d'une poussière de givre, nous aveuglaient, rendaient de plus en plus pénible notre marche. Le visage fouetté, les paupières douloureuses, il fallait à chaque pas se garder des glissades sur le sentier glacé.

Ce fut au milieu de ces difficultés que mon compagnon, affolé, se trompa de chemin et m'entraîna à sa suite sur un sentier moins dangereux, mais qui, au lieu de nous faire suivre le torrent, nous mena, sur notre droite, au sud de la montagne de Bataillence, vers un plateau que domine le pic de Pène-Abeillère. Le soir s'annonçait déjà et il était évident qu'il fallait passer la nuit dans la montagne. Dans les environs, aucune cabane, aucun être vivant.

Nous errâmes jusqu'au moment où nous trouvâmes
un abri vers le nord en nous appuyant contre un immense rocher, au pied duquel de gros cailloux poin-
taient au-dessus de la neige. Nous nous accôtâmes là,
battant la semelle contre ces cailloux, nous réchauffant
de notre mieux en nous frappant de la main les jambes,
les bras, les épaules, le visage. Notre vêtement était
insuffisant et pour provisions nous n'avions qu'une
petite outre de vin dont nous buvions de temps en
temps une gorgée. Le vent continuait de chasser autour
de nous la neige et parfois de petites avalanches, for-
mées sur les pentes qui nous dominaient, roulaient
près de nous et continuaient leur chute jusqu'au fond
du val où déjà rampaient des brouillards.

La nuit vint, et de l'étendue visible dans une sorte
de demi-lueur lugubre, plus rien ne venait à nous que
les lamentations et les grondements du vent dans lesquels nous croyions reconnaître des appels, des sons
de cloches. Nous continuions de nous agiter. S'il m'arrivait de m'immobiliser, je sentais aussitôt se raidir
mes genoux : il fallait coûte que coûte ne pas cesser
de se mouvoir jusqu'au matin ; mais les heures, les
minutes étaient si lentes, cette aube paraissait si loin,
qu'il m'arrivait de perdre courage et de penser qu'elle
ne viendrait jamais pour moi.

Depuis que l'obscurité s'était faite, mon compagnon
grelottait plus fort, et de plus en plus effrayé, il cessait,
malgré mes encouragements, la gymnastique désespé-
rée de laquelle dépendait notre vie. Vers le milieu de
la nuit, une plainte bégayante, une sorte de bêlement
commença de sortir de sa bouche ; les dents claquaient
en s'entrechoquant, et les yeux hagards, déjà raidi, il

semblait ne plus m'entendre. La congélation avait fait son œuvre. Enfin, malgré mes efforts pour le ranimer, la mort le prit, l'appuya debout contre le rocher, les yeux grands ouverts sur je ne sais quelle terrifiante apparition. Il devait être trois heures du matin. Je passai le reste de la nuit près de ce cadavre, attendant avec angoisse la première lueur. Enfin les cimes blanches émergèrent dans la brume, le brouillard, à mes pieds, commença de se déchirer, de s'alléger et de s'élever sur le flanc de la montagne. Je me risquai sur le sentier et j'arrivai en deux heures à Chaubère où je fus secouru, tandis que quelques jeunes gens allaient chercher mon malheureux compagnon.

CHAPITRE VI

EFFETS DE LA CURE D'ALTITUDE

On n'a pas manqué d'observer que les habitants de nos montagnes offrent plus de résistance à la fatigue, au travail, aux intempéries, tout en absorbant une nourriture moins substantielle que les habitants de la plaine. On a voulu les imiter et vivre quelque temps de leur vie. L'idée était juste et les résultats ont été encourageants.

On a remarqué en particulier que les habitants des montagnes des Pyrénées étaient absolument indemnes de la diathèse tuberculeuse et que ceux-même qui l'avaient contractée ailleurs, s'ils rentraient à temps dans leur pays, y trouvaient la guérison ; j'en ai déjà cité des exemples.

Je n'ai jamais trouvé dans nos montagnes des cas de *malaria* (fièvre des marais) à aucun degré. Mais j'ai eu à y soigner de jeunes soldats venus en permission qui avaient contracté des fièvres paludéennes à Madagascar : presque sans traitement, au contact de l'air pur, à 1800 mètres d'altitude, ils ont trouvé leur guérison sans absorber la moindre parcelle de quinine.

Je n'essayerai de donner aucune explication : en somme, il faut bien l'avouer, nous sommes plus sûrs des résultats que nous obtenons pas la cure d'air et d'altitude que des causes que nous assignons à ces résultats.

Nous avons dit ailleurs que chez les personnes malades ou bien portantes qui ont passé quelque temps dans la montagne et sont redescendues dans la plaine, les globules sanguins reviennent à la normale. Mais pendant toute la durée du séjour à la montagne, ils ont bénéficié d'une richesse en hémoglobine, ils ont restauré leurs tissus, ils ont vécu plus énergiquement : si bien que cette restauration a pu enrayer des maladies fâcheuses et créer de nouveaux tissus infiniment plus aptes à repousser les attaques des micro-organismes.

Que constate-t-on, en effet, chez l'individu qui séjourne depuis un certain temps dans la montagne ? Son appétit est stimulé d'une façon frappante. C'est donc qu'il avait besoin de matériaux de reconstitution. C'est donc que les actions physiques et chimiques ont été activées et que le mouvement nutritif ralenti a pris une expansion nouvelle. Des malades, qui avaient besoin de subir dans la plaine le système du gavage, après un séjour de 48 heures dans la montagne, ont vu leur appétit se réveiller subitement ; ils se jetaient d'une façon gloutonne sur les aliments ; il leur tardait d'arriver à l'heure des repas. En soumettant ces malades au repos, je les ai vus engraisser au bout de trois semaines de séjour.

La montagne agit non seulement sur les fonctions digestives, mais encore elle relève la chimie vitale. Souvent, pendant la cure, une difficulté dans la respiration persiste quelque temps ; je dis à mes malades de ne point s'effrayer, car cette gêne de la respiration dure peu.

D'ailleurs certaines personnes ne savent pas respirer complètement : leur poumon ne se déplisse pas entièrement, il ne se développe pas, ses alvéoles demeurent accolées. Le champ de l'hématose est limité, surtout dans la partie supérieure de la cage thoracique ; on dirait que les côtes ne se remuent pas. L'air n'entrant pas dans ces régions, le mucus des bronches reste stationnaire, et c'est là que les bacilles tuberculeux trouvent un terrain favorable.

Le malade, arrivé à la montagne, sent s'ouvrir sa poitrine ; il prend et garde l'habitude de bien respirer. C'est ce que Lagrange et Paul Regnard expriment dans ces termes : « La véritable action curative de l'air modifié par l'altitude réside dans l'effort même que l'organisme est obligé de faire pour s'y acclimater. » Les gens du monde traduisent cela en disant que le climat de la montagne produit l'endurcissement de l'individu.

Donc, le séjour de la montagne modifie les actions
de telle sorte que l'organisme devient plus résistant
à l'ensemencement microbien ; en même temps, le
mouvement nutritif s'accélérant, l'individu cesse bientôt d'être dans l'état de « nutrition ralentie. »

*
* *

Les époques de séjour dans les Pyrénées pourraient
être divisées en saison d'été et saison d'hiver. Le meilleur moment pour aller à la montagne en été est du
1er juillet au 1er octobre. Si certaines années il pleut et
neige en plein mois d'août, ces cas se présentent très
rarement.

Le mois de septembre est souvent frais, mais ensoleillé, admirable ; les jours sont moins longs, mais la
température est plus constante qu'en juillet. Les stations d'hiver pourraient être réservées, comme dans
d'autres pays d'ailleurs, au traitement de la tuberculose pulmonaire.

Dans ces séjours d'altitude on devra rester aussi
longtemps que possible. Les fonctionnaires demandent
un mois de congé pour aller aux eaux ; il faut compter
qu'une semaine sera dépensée pour les préparatifs,
pour les voyages aller et retour ; alors il ne restera
qu'une durée de vingt jours environ pour subir le traitement : ce laps de temps est insuffisant, souvent
même inutile. Il se produit bien une hypersthénie,
mais elle est insuffisante pour le renouvellement organique de l'individu. Il faut rester plus longtemps. Chez
les personnes que j'ai eu le plaisir de conduire à la

montagne, j'ai toujours vu l'état organique se perfectionner en même temps que l'état moral ; si la première année elles ont eu des moments d'ennui, elles
n'ont pas tardé à vouer à la nature pyrénéenne un véritable culte et à prendre l'allure vigoureuse des montagnards.

CHAPITRE VII

LA CURE DE LUMIÈRE

En Autriche, on a une grande confiance dans la cure
de lumière, dite cure de Rikli. Cette cure est extrêmement bizarre ; personnellement, je ne l'ai jamais vu
employer et je ne connais personne qui l'ait suivie.
C'est pourquoi j'aime mieux laisser la parole à Lagrange, qui donne de cette cure une description pit-
toresque :

« Nous devons parler, dit-il, d'un mode d'application
de la cure d'altitude, dont le succès fait un certain
bruit, bien qu'elle représente une méthode un peu en
dehors des usages de la médecine courante, et qui
semble l'antipode du système de précautions et de restrictions des sanatoriums fermés. C'est la cure dite « de
lumière, » imaginée par Rikli, empirique d'une grande
valeur, l'un des représentants les plus en vue de ce
que les Allemands appellent le traitement naturel.
Rikli, qui jouit, dans l'Allemagne du Sud et l'Autriche,

d'une réputation aussi étendue que l'abbé Kneipp, a installé dans les montagnes de la Carniole, non loin de Trieste, une station où sous cette rubrique de « Cure de lumière », les malades sont soumis à l'ensemble de tous les agents modificateurs de l'air des montagnes.

« Nous avons dit qu'un des facteurs essentiels de l'effet curatif des altitudes était la lumière : c'est donc sur le sommet d'une montagne que Rikli a installé son institut.

« Son système, qui est d'une hardiesse un peu excentrique, ainsi qu'on va le voir, recherche l'effet de la radiation lumineuse de l'air, non seulement sur la rétine, mais encore sur la surface cutanée de tout le corps, aussi la pratique fondamentale de la cure consiste-t-elle dans l'exposition du corps absolument nu à la lumière du jour, et du même coup à toutes les intempéries de l'air. Les malades doivent passer la plus grande partie de la journée dans un état de nudité complète, et arrivent peu à peu, grâce à une accoutumance progressive, à supporter sans aucune protection ni abri toutes les variations atmosphériques, les ardeurs du soleil, les averses de pluie, les coups de vent, etc. Il faut dire que le sanatorium de Rikli n'est ouvert qu'en mai et se ferme en octobre, ce qui rend possibles ces curieuses pratiques d' « endurcissement. »

« Le sanatorium de Rikli est situé à une altitude modérée (800 mètres) et le site a été choisi de manière à obtenir une vue très étendue et une lumière très intense : un immense parc, séparé en deux parties par une haute muraille, permet aux hommes et aux

femmes de faire leur traitement côte à côte sans se
voir. Outre certaines autres pratiques hygiéniques de
régime alimentaire et de balnéation, dont nous n'avons
pas à nous occuper ici, le traitement a donc pour base
l'exposition du corps nu à l'air lumineux, et les résultats de ce traitement sont merveilleux, s'il faut en
croire les malades eux-mêmes qui en ont ressenti les
effets. Si on veut ne pas s'arrêter au côté excentrique
de la cure de lumière ainsi comprise et passer par-
dessus ce qu'a de choquant pour nos habitudes ce traitement tant soit peu sauvage, il est aisé de comprendre
que ses effets puissent se traduire par une modification profonde et utile du système nerveux et de la
nutrition.

« Ce n'est plus là évidemment une « cure d'altitude »,
bien qu'elle se fasse en montagne et que les agents
thérapeutiques utilisés empruntent à l'altitude même
un surcroit d'action ; dans cette forme de traitement,
en réalité très complexe, on retrouve à la fois, outre
le « bain de lumière », le « bain d'air » et le « bain de
soleil », sans compter la douche froide les jours de
pluie. Il faut compter de plus avec l'action de l'air vif,
raréfié et ozonisé sur la respiration ; il faut compter
surtout avec cette sorte d'éducation des centres nerveux, qui diminue l'impressionnabilité de tous les
organes, crée de remarquables états d'endurance et
donne cette immunité contre les variations atmosphériques que des hygiénistes empiriques ont si bien nommée « endurcissement. »

« La cure de lumière de Rikli faite en montagne
représente avant tout une puissante gymnastique de la
peau, variant avec les changements de temps, de ma-

nière à faire fonctionner à tour de rôle les divers
appareils cutanés, appareils nerveux, secréteur et va-
somoteur. Au grand soleil, le malade, couché sur le
sol bien sec ou sur une plateforme en planches, expose
son corps aux rayons les plus ardents de juillet et
d'août, pendant un temps qui varie, suivant son état
d'accoutumance, de quinze minutes à une heure, mais
il a soin, pendant toute la durée de ce bain de soleil,
de mettre sa tête à l'abri sous un parasol ou une gué-
rite en osier. Une sécrétion abondante est la conséquence de cette insolation prolongée, et aussi, parfois,
une inflammation superficielle de la peau quand le
sujet n'est pas suffisamment cuirassé contre les mor-
sures du soleil des montagnes.

« Quand il pleut à torrent, le sujet peut, à son gré,
subir la pluie ou s'abriter sous un kiosque, quand cette
douche naturelle a suffisamment duré. Le vent, quand
il n'est pas d'une extrême violence, vient encore jouer
le rôle d'utile stimulant des nerfs cutanés dont l'action
vaut et au delà celle d'un massage ou d'une énergique
friction. Enfin, même dans les endroits abrités, la brise
des montagnes se fait toujours sentir avec une intensité suffisante pour exciter la peau nue, vaste surface
sensitive où prennent leur point de départ tant de
réflexes nécessaires au fonctionnement des organes
éloignés.

« Si l'on joint à tant de causes d'excitation des centres nerveux l'influence de la lumière intense qui favorise si puissamment les échanges nutritifs, si l'on ajoute
enfin l'action spéciale de l'air vif des hauteurs sur la
fonction respiratoire pour en augmenter l'énergie, on
verra qu'enfin l'organisme humain se trouve soumis,

dans la cure de lumière, aux plus puissantes causes d'excitation qui puissent stimuler un organisme paresseux et activer les fonctions ralenties. Aussi est-ce seulement dans les cas où nul organe n'est atteint d'une lésion confirmée qu'un pareil traitement peut s'appliquer sans danger. Mais, ce qu'on ne saurait nier, c'est qu'un grand nombre de sujets à organes parfaitement sains et à nutrition simplement ralentie sont trop souvent soumis, par la médecine courante, à une hygiène de repos et de précautions excessives qui prolonge leur malaise ou anémie leurs centres nerveux ; tandis que les cellules où s'endort pour ainsi dire la force vitale fonctionneraient avec énergie et régularité si on leur fournissait l'excitation nécessaire.

« Ce qu'il y a de certain, c'est que la cure d'altitude, conduite suivant la barbare méthode de Rikli, a guéri à ma connaissance plusieurs malades traités vainement par tous les agents pharmaceutiques. Il est vrai que ces malades n'étaient ni des tuberculeux, ni des cardiaques, mais des neurasthéniques, des arthritiques, si nombreux à notre époque, et dont la vie est empoisonnée par les souffrances les plus diverses, sans qu'aucun de leurs organes soit lésé ».

CHAPITRE VIII

LES JUSTICIABLES

DE LA CURE DES MONTAGNES

La cure d'altitude offre de nombreuses indications et contre-indications, dont il importe de se rendre compte avant de s'y livrer.

Bien des personnes l'appliqueraient volontiers à toute espèce de maladies. Il ne serait pas sage d'agir ainsi car pour beaucoup d'entre elles elle est parfaitement inutile et même nuisible. Mais, dans nombre de cas, ses effets sont indéniables, et ses résultats rapides. Nous allons donc passer en revue les indications et les contre-indications de la cure de séjour dans la montagne pour certaines maladies.

Indications. — Il est de toute évidence qu'un anémique qui va séjourner pendant un temps normal dans la montagne y améliore son système sanguin d'une façon très rapide. La combustion respiratoire se trouvant diminuée par suite de l'apport trop faible d'oxygène, l'hyperglobulie fera des hématies que le malade gardera à son retour dans la plaine et qui lui serviront de rempart contre les infections microbiennes. La cure d'altitude, je l'affirme sans hésitation, est toujours bienfaisante aux anémiques. Les personnes atteintes d'un souffle veineux ou cardiaque, de chlorose ou d'anémie, maladies qui ouvrent le passage aux bacilles de Koch, doivent être dirigées vers la montagne. On devra commencer par des altitudes moyennes avant d'aller sur les hauteurs de 1.800 à 2.000 mètres.

Si les résultats ont été favorables, la première année, on pourra, l'année suivante, s'aventurer jusqu'à des altitudes de 2.000 m. à 2.500 m. Le traitement pourra durer plusieurs années jusqu'à ce qu'on ait obtenu des modifications définitives.

La cure d'altitude qui coïncide avec les vacances scolaires n'est pas une médication à proprement parler, mais un moyen agréable de fuir les grandes chaleurs de l'été : le tableau change, l'esprit se repose, l'organisme se rétablit ; le moral ne peut que gagner à toutes ces transformations.

Lorsque l'industrie hôtelière aura créé des établissements dans nos Pyrénées comme on l'a fait en Suisse et ailleurs, nous pourrons y soigner efficacement de nombreux cas d'anémie palustre, contractée dans l'Indo-Chine et à Madagascar. Mais, avant d'expédier les malades sur les grandes hauteurs, il sera prudent d'attendre que tous les dangers de l'impaludisme aient disparu. Alors seulement la cure de montagne sera toute puissante : officiers, soldats, colons, y trouveront les meilleurs moyens de rétablir leurs globules sanguins amoindris.

Les maladies infectieuses, les opérations chirurgicales, un séjour prolongé au lit, sont toujours accompagnés d'anémie ; cette anémie disparaîtra rapidement par la cure de montagne, sans autre traitement.

Pour les malades qui manquent de réaction dans leur convalescence, la cure d'altitude est formellement indiquée. Si le sujet est faible, il sera prudent de débu-

ter par une altitude de 800 à 1.000 m. Sauf quelques
restrictions se rapportant au début de la convalescence, après une quinzaine de jours, si tout va bien,
on enverra le malade un peu plus haut, à 1.500 m.

Sur les hautes montagnes les approvisionnements
étant souvent difficiles, les malades devront se contenter d'œufs, de laitage, de purées de légumes, de vian-
des grillées, d'un peu de beurre. Ce genre de nourriture convient merveilleusement aux dyspeptiques,
qu'on peut diviser en hyperchlorhydriques et hypo-
chlorhydriques. Après une dizaine de jours, sans autre
traitement, les digestions deviennent plus faciles,
l'appétit plus vif; il n'y a plus d'aigreurs, ni de
reports acides. Le résultat que l'on attendait est
obtenu.

L'eau pure jaillisant des rochers dépourvue de bactéries, fraîche et bien aérée, a grandement contribué
à ce résultat. L'expérience et les observations de plusieurs années en sont une preuve indéniable.

Les personnes à digestion mauvaise doivent se nourrir d'aliments simples et fuir les grands hôtels où la
table est généralement compliquée, les vins savam-
ment frelatés. Ce n'est pas ce que l'on trouve dans les
modestes demeures des montagnes de la vallée d'Aure.
Il est probable que les congestifs, les hépathiques, les
hémorroïdaires, trouveront un grand soulagement dans
ce genre de vie. Les personnes lymphatiques, si
elles sont anémiées, se trouveront certainement mieux
d'une cure sur les bords de la mer.

Les maladies de la peau, l'eczéma sous toutes ses formes, se trouvent notablement améliorés par la simple
cure d'air et d'altitude.

En général, c'est le hasard des voyages qui amène les malades dans la montagne. A mon avis, il vaudrait mieux les diriger modestement sur les altitudes que de les entasser dans telle ou telle station thermale, car j'estime qu'il y a intérêt à faire suivre de préférence un régime alimentaire approprié, combiné avec le repos et le grand air.

Les personnes affectées de bronchites chroniques, non suspectes, auront intérêt à faire une cure d'altitude. Ces malades commenceront leur séjour dans le voisinage des forêts de sapins, à l'abri des brouillards ou de la pluie, dans les terrains secs, où les pluies sont rares. Pour mon compte, j'ai eu occasion de voir des personnes affectées de catarrhes naso-pharyngiens, guérir en peu de jours dans la montagne.

Les personnes sujettes aux sueurs abondantes au moindre mouvement, ainsi que les personnes nerveuses, relèvent aussi de la cure des montagnes.

Le neurasthénique y trouvera aussi sa guérison. Si l'on observe attentivement les vrais neurasthéniques, on remarque qu'ils ont le teint pâle et, par contraste, les muqueuses roses ; les fonctions digestives se font mal. C'est un terrain admirablement préparé. Ajoutez des excès de travail ou de plaisir, des chagrins, des insomnies, des angoisses et voilà votre neurasthénique en danger. Comment le tirer d'affaire ? Il faut restaurer l'état général. Dans ma pratique médicale déjà longue, j'ai essayé des toniques de tout genre, des ferrugineux ; dans l'immense majorité des cas ces remèdes n'ont donné aucun résultat. L'hydrothérapie prolongée, la fréquentation de la mer, le séjour dans la montagne ont donné des résultats meilleurs.

Les personnes qui vont faire une cure de montagne n'ont pas besoin d'emporter de grandes toilettes. Les hommes porteront de gros souliers, des culottes courtes, des chemises de flanelle, ce qui leur permettra de faire plus facilement quelques excursions, d'aller à la chasse, de grimper sur les hauteurs, de faire de la botanique, etc. Les femmes, vêtues de simples robes de laine blanche, les cheveux noués simplement, suivront lentement leur mari, feront des promenades réglées, sans fatigue, au soleil de la montagne.

La montagne est efficace pour la guérison des maladies nerveuses. La vie au grand air restaure le sang, refait les voies digestives ; moralement elle éloigne les causes d'épuisement ; le mondain se couchera tôt, le joueur ne trouvera pas de tripot, le gourmand se contentera forcément de peu, le sensuel se reposera, le travailleur acharné sera mis au régime du repos forcé, l'homme harcelé de soucis arrivera à les oublier.

Les hypocondriaques, les mélancoliques, peuvent aussi essayer la cure, à la seule condition de vivre en compagnie ; la solitude, dure pour tous, le serait bien plus pour eux. Les excursions modérées leur seraient plus utile que le repos.

Les morphinomanes se trouveront aussi très bien dans la montagne ; il ne faut toutefois les envoyer dans ces altitudes que lorsqu'ils sont un peu déshabitués de leur vice et choisir pour eux un poste éloigné de toute pharmacie. Supposez un morphinomane dans la vallée de la Géla, voisine du royaume d'Aragon, à qui il faut sept à huit heures pour arriver à Arreau où se trouve la pharmacie la plus proche : tant de peine pour se procurer la morphine l'obligerait à l'abandonner.

Contre-indications. — Je reconnais qu'il existe de nombreuses contre-indications à la cure des montagnes. Aucun médecin assurément n'enverrait dans une soli· tude montagneuse le varioleux ou le typhique ; on n'enverra à la montagne que les convalescents, et, à mon avis, il ne faut pas le faire trop tôt. Beaucoup d'entre eux guériront tranquillement chez eux, que le déplacement, la longueur du voyage fatigueraient. Les complications fâcheuses sont à craindre et les foyers de la maladie primitive mal éteints pourraient se réveiller.

Les phtisiques trop avancés doivent aussi rester dans leur famille où ils trouveront des soins affectueux, qui leur permettront d'attendre moins péniblement le moment suprême.

Les hémoptysiques doivent aussi éviter les montagnes, car, souvent, le médecin manquant, ils seraient embarassés pour se tirer d'affaire. Pour eux un sanatorium est naturellement indiqué.

Les cardiaques ne trouveront pas de bénéfice dans une cure de montagne, à moins qu'ils n'observent un repos relatif. Dans ces conditions, et avec beaucoup de patience, ils pourront s'acclimater et bénéficier de la pureté de l'air. Dans ce nombre il ne faut pas comprendre les faux cardiaques qui ne sont que des névropathes, des hypocondriaques affectés de quelques palpitations de cœur ; ils se croiraient perdus après une marche fatigante.

Ceux là sont nombreux ; ils font immanquablement de la tachycardie. Je me souviens d'avoir envoyé dans les Pyrénées-Orientales, à Amélie-les-Bains, une de mes clientes atteinte d'une maladie de ce genre. Une après-midi, elle voulut gravir un mamelon peu élevé, en marchant aussi vite que dans la plaine. Des accidents survinrent. Effrayée, elle s'arrêta et crut son dernier moment venu. Des praticiens fort distingués portèrent le diagnostic d'angine de poitrine. Je fus appelé par télégramme, en consultation. Quelques jours après ma cliente rentrait à Toulouse : depuis six ans que ces accidents cardiaques sont survenus, j'ai continué à lui donner mes soins. Je n'ai encore vu aucun indice de « *l'angor pectoris* ».

Les emphysémateux peuvent retirer quelques avantages de la cure de montagne, à la condition de rester tranquilles et de demeurer à une altitude moyenne.

Les athéromateux trop avancés doivent éviter la cure de montagne.

Les rhumatisants devenus sensibles aux refroidissements, s'ils sont sous l'influence d'accidents articulaires aigus, doivent rester dans leur famille et se mettre à l'abri de toute influence atmosphérique. Mais un rhumatisant, un arthritique vulgaire, n'aura aucune raison de s'abstenir de la cure des montagnes. Il aura soin d'emporter avec lui un vestiaire suffisant : costume de laine, flanelles. Il devra en outre prendre plus de précautions qu'un autre.

Les névropathes, les phobiques se trouvent bien de la nourriture des montagnes. Il n'en est pas de même des épileptiques qui, dans une crise, pourraient tomber dans un ravin. Pour les hystériques, les fous, leur place est dans une maison spéciale. Il en est de même de certains mélancoliques anxieux, qui ne peuvent jamais être laissés seuls : le suicide leur serait trop facile.

Les vieillards doivent être laissés dans leur famille ;

car la vie dans la montagne ne leur donnerait pas un jour de plus, et ils pourraient peut-être être enlevés rapidement soit par une chute, soit par un cas de pneumonie. Les jeunes enfants se trouveront bien de la cure des montagnes, à la condition de trouver près d'eux un médecin.

Je veux encore signaler une contre-indication que je considère comme très importante. Je veux parler de l'état pécuniaire de certaines classes de la société. Une famille d'ouvriers, qui gagne juste son pain de tous les jours, ne pourra jamais se payer le luxe d'une cure de montagne. Les frais d'approvisionnements, de voyage, de séjour, seraient pour elle la ruine complète. De sorte que ce genre de traitement ne peut être conseillé aux pauvres.

C'est pourtant à eux que je songe en désirant établir des stations sur les montagnes. Les gens riches pensent que les séjours d'été, de cure, doivent être des séjours d'amusement, reproduisant exactement les plaisirs de l'hiver, c'est-à-dire ceux qui ont amené l'épuisement nerveux ou la maladie qu'il s'agit de guérir. De là est né ce qu'on appelle dans les gazettes élégantes *la vie aux eaux*.

La thérapeutique y compte vraiment pour peu de chose ; je ne veux nommer aucun endroit, mais en débarquant dans la ville d'eaux, ce qui frappe c'est la somptuosité des hôtels. Puis un bâtiment immense : le casino. Entrez : un orchestre, deux orchestres font entendre leurs éclats. Ici on danse dans une salle surchauffée par le gaz ; les fenêtres ouvertes de tous côtés laissent entrer une bise traîtresse, sans arriver à rafraîchir l'atmosphère lourde et viciée. Plus loin c'est le théâtre où tous les soirs une troupe médiocre ressasse les inepties servies l'hiver à Paris. Puis, par une porte entr'ouverte, vous apercevez des salles plus silencieuses, bondées de gens assis autour de tapis verts, remuant l'argent et les billets, énervés, angoissés et qui passent la nuit à retourner des cartes. Ces repaires ne ferment qu'au point du jour. Et ce sont les cercles officiels !

Voilà pour la nuit ! Le jour venu ce sont les assauts de toilettes, les serrements de taille, et l'éternelle musique. Trois, quatre fois en douze heures, les restaurants à l'instar de ceux du boulevard vous offrent leur cuisine compliquée et leur vin frelaté.

Ajoutez que les filles galantes des villes sont venues là prendre leurs quartiers d'été, cherchant et poursuivant leur clientèle. Quelques braves médecins des villes d'eaux se sont révoltés et ont sérieusement demandé qu'on prescrive aux hôteliers des mesures hygiéniques, au casino une réglementation. Ce sont d'honnêtes gens, mais des naïfs. Une ville d'eaux française sans casino, sans petits chevaux, sans tripot, est morte d'avance ; il y vient quelques malades, mais la société *select* a fui.

On sent donc, en arrivant dans les endroits à la mode, ce qui peut y rendre malade des gens bien portants ; on y voit moins bien ce qui serait un traitement utile pour les gens fatigués. Un quart de verre d'eau minérale, une pulvérisation de cinq minutes en un simple humage ne répareront jamais ce que peuvent faire de mal à un organisme délicat vingt-et-un jours ininterrompus de casino, de cercle et de restaurant.

Cela n'existe pas dans les pays de glaciers et de

forêts, Dieu merci ! Ces localités manquent de ressources, comme on dit.

Les prédications de J.-J. Rousseau et de Bernardin
de Saint-Pierre n'ont guère donné à la bourgeoisie
française le goût de la belle nature. Au milieu des
forêts, les mondains meurent d'ennui ; les glaciers au
front superbe, les rocs, les cascades, les torrents, les
phénomènes si beaux et si variés de la nature les laissent froids. Ils parcourent les vallées et les monts
sans les voir et sans regarder, car ils sont exclusive-
ment intéressés par le bruit de la foule, les toilettes,
les potins et les bavardages.

Ces mœurs ne peuvent étonner. Quand on a pris
l'habitude de vivre dans une grande ville, pleine d'agi-
tation, et qu'on est tout à coup transporté sur une
montagne où règne le silence absolu, il faut bien être
pris de nostalgie et d'ennui. Il en est de même du
montagnard qui quitte son pays pour habiter la ville.
Ce séjour lui est cruel, et souvent il se meurt d'ennui
de ne plus voir ses chers rochers et ses pics.

Le médecin qui aura affaire à des personnes qui ont
le goût de la vie mondaine ne devra pas les envoyer
dans la montagne, où elles ne resteraient pas deux
jours. J'ai pu observer que des personnes obligées
d'habiter sur les hauteurs n'avaient pas compensé par
l'acquisition de globules rouges le dégoût qu'elles
avaient contracté pour le genre de vie qui leur avait
été imposé. Leur asthénie nerveuse n'avait fait que
s'accroître. Il nous est donc permis de considérer
l'esprit mondain comme une contre-indication à la
cure de montagne.

CHAPITRE IX

CHOIX DE STATIONS D'ALTITUDE

Sur presque toutes les montagnes du globe, à portée des grandes agglomérations, on a installé depuis de longues années des postes d'altitude. On en voit sur le Caucase, sur les monts Himalaya, sur les contreforts des Andes. Dans ces stations confortables, de nombreux malades vont puiser la santé et la vie.

Conseiller à nos malades d'aller se soigner au Thibet, dans les Cordillères ou en Abyssinie, ne serait vraiment pas pratique. Essayons de chercher pour eux des régions plus abordables.

La France est loin d'être dépourvue de contrées favorables. Elle possède tous les climats de montagne, depuis les chaudes pentes des Alpes maritimes où fleurissent les citronniers et les orangers, jusqu'aux cimes désolées de la Savoie, où se trouvent les plus hauts sommets de l'Europe.

Il est surprenant que sur l'immense muraille des Pyrénées françaises, qui s'étend sur une longueur de 360 kilomètres, de la Méditerranée à l'Océan, et sur une largeur de 130 kilomètres au centre et de 60 à 70 aux extrémités, personne n'ait encore songé à établir des sanatoriums, des installations pour faire des cures d'air et d'altitude. Cependant il n'y a pas de région mieux disposée à cet effet.

Les neiges ne se maintiennent qu'à des hauteurs plus grandes que dans les Alpes; on pourrait s'y établir plus haut sans être incommodé par le voisinage des glaciers.

L'été s'y prolonge jusqu'au mois d'octobre, et le mois de septembre est quelquefois meilleur que le mois d'août. Les journées sont alors moins longues; la température, assez chaude, est moins ardente : s'il tombe de la neige, elle ne se maintient pas longtemps. Ces conditions sont bonnes pour une cure.

Mais ce qui manque dans ce merveilleux pays ce sont des habitations confortables, susceptibles de fournir aux visiteurs le bien-être qu'ils vont y chercher. On n'y rencontre que de modestes maisons, habitées par les indigènes et qui servent d'abri aux touristes.

Dans ce modeste travail, je ne peux que m'adresser à l'initiative des hôteliers pyrénéens et aux sentiments philantropiques de ceux que tenterait l'œuvre que je propose, et leur demander la construction d'habitations confortables qui permettraient de prolonger le séjour sur la montagne en septembre et octobre, et même d'y pratiquer pendant l'hiver les sports à la mode.

Les Pyrénées sont gaies, ensoleillées, reposantes ; soit sur le versant français, soit sur le versant espagnol, on trouverait par douzaines des sites agréables, merveilleusement dotés des conditions exigées par la cure d'air. Les arthritiques, les obèses, les impotents, pourraient trouver là de grands soulagements.

La plupart des villages ont été bâtis très anciennement dans une orientation excellente. Certains sont adossés à des forêts qui brisent les vents de deux ou trois côtés et les rendent plus supportables.

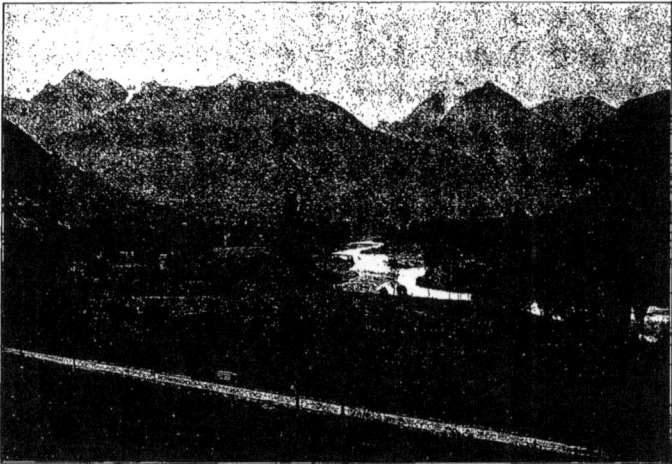

LA VALLÉE D'AURE, vue du pont de Bazus (765 m.), à 5 kil. d'Arreou, station du chemin de fer la plus rapprochée.

Les hautes stations de plus de 2.000 m. feraient subir de véritables tourmentes froides ; on les réservera pour la saison d'été et pour des sujets robustes ; à 1.500 ou 1.800 m., le vent n'est en général qu'une douce brise qui rafraîchit et dont personne ne se plaindra : un endroit trop chaud et sans le moindre mouvement d'air doit être dédaigné.

Il serait avantageux de rechercher des lieux d'où l'a vue s'étende au loin ; il faut fuir les endroits resserrés, les gorges obscures, où le soleil ne pénètre que quelques heures. Dans nos montagnes, d'ailleurs, il fait froid et humide là où le soleil ne pénètre pas. Il faut rechercher les sites bien ensoleillés, faire des exercices modérés en plein soleil, sans fatigue.

Il est avantageux de choisir un poste voisin d'une forêt. Aux mois de juillet et d'août, en plein midi, le soleil est très chaud. Au milieu du jour, les malades demeureront assis ou couchés à l'ombre pour ne pas être incommodés par la chaleur. Les forêts de sapins, qui sont nombreuses dans la vallée d'Aure, ne sont pas humides ; elles se prêteraient à la réalisation de nos projets.

L'air dans ces parages est frais et sec. L'eau des sources est excellente ; certaines jaillissent des rochers, été comme hiver, à une température constante ; ces eaux sont potables et leur pureté bactériologique est reconnue. Mais on doit éviter de boire l'eau trop froide qui coule des glaciers, comme ne renfermant pas une quantité suffisante d'air.

Avec des eaux aussi pures, le blanchissage pourra se faire dans les meilleures conditions hygiéniques et avec une extrême rapidité, ce qui dispensera d'empor-

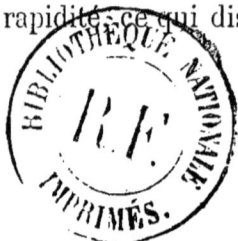

7

ter avec soi un bagage encombrant. Cela est avantageux puisque, pour arriver à ces hauteurs, on est actuellement obligé de les gravir à cheval ou à dos de mulet.

Là, bien entendu, il ne pourra être question d'une vie de luxe et de faste. Les approvisionnements sont assez difficiles, et il faudra se contenter d'une nourriture fort simple ; d'ailleurs les aliments que le pays produit sont exquis et d'une facile digestion. Le mouton, l'agneau, le beurre, le lait sont délicieux. Mais je ne désespère pas, pour la facilité des approvisionnements, de voir s'établir des funiculaires ou, mieux encore, à l'exemple d'autres pays, des petits chemins de fer à traction électrique qui viendront desservir les différents postes d'altitude.

*
* *

Nous allons parcourir une région déterminée du centre des Pyrénées françaises, nous arrêtant aux lieux où il serait opportun de bâtir des sanatoriums ou d'aménager des hôtelleries.

Mais ce n'est pas seulement la région la plus élevée des montagnes qui doit attirer notre attention. Il serait souvent utile de ménager au malade une cure progressive et de ne pas le transporter brusquement à une altitude trop élevée ; il y aurait donc lieu d'installer aussi des habitations en des lieux soigneusement choisis à l'altitude de 1.200 mètres environ.

Nous proposant l'étude de celle des hautes vallées de la chaîne pyrénéenne qui répond le mieux, semble-t-il, au but que nous nous proposons, nous ne négligerons cependant pas, dans le département des

Hautes-Pyrénées, les pentes qui descendent vers la plaine, et il nous arrivera d'indiquer comme favorables à la cure d'air, aux environs de Cauterets, de Bagnères-de-Bigorre et d'Arreau, certains villages dont la situation est particulièrement avantageuse.

Nous ajouterons quelques indications sur la vallée du Louron, voisine et, pour ainsi dire, jumelle de la vallée d'Aure. Elle en dépend presque et s'offre aux personnes qui s'arrêtent à Arreau ou à Vielle comme un but d'excursion proche et sans danger.

LES HAUTES-PYRÉNÉES

Le département des Hautes-Pyrénées se trouve à 43° de latitude, donc, presque au centre de la zone tempérée ; il est à peu de distance de l'Océan Atlantique dont les vents viennent adoucir et régulariser sa température.

Cette région méridionale couverte de hautes montagnes est aussi, une bonne partie de l'année, couverte de neige. Le climat est donc composé de plusieurs zones : on y trouve le tiède climat du Midi et un climat plus froid.

Les étés sont chauds, au bas des pentes, l'hiver très doux, le printemps souvent pluvieux et les automnes magnifiques. A Tarbes, où la vallée est devenue plaine, il tombe annuellement une quantité de pluie s'élevant à 80 ou 90 cent. La température moyenne est de 14 à 15°.

Les vallées d'Aure, du Louron, de Larboust jouissent d'un climat parfait. En hiver l'abaissement de la température est moins accentué que l'altitude ne le ferait supposer et les chaleurs de l'été y sont modérées par la brise. Les vallées d'Argelès, de Luz, de Bagnères, d'Aure, sont comme de vastes réservoirs d'air tiède entourés d'un rempart couvert de neige. Sur plusieurs points elles pourraient même être choisies comme lieux de séjour pour les phtisiques.

Plus haut, la température moyenne décroît rapidement, les inégalités sont plus sensibles, le climat est plus rude. A une altitude de 1.000 à 1.500 m. certains hivers sont longs et très froids. Dans certaines localités, ils durent quatre ou cinq mois. Les maisons sont alors chaussées par la neige, parfois jusqu'au premier étage. A Gavarnie et à Héas, grâce à une meilleure situation, cet inconvénient ne se produit jamais.

A l'hôtellerie du pic du Midi, la neige demeure jusqu'à la fin du mois de mai; la température y descend à -20°. Sur la cime même du pic, le thermomètre à minima a enregistré des températures de -37°; c'est presque le point de congélation du mercure.

Sur les hautes montagnes, la quantité d'eau atmosphérique déversée dépasse de beaucoup celle des basses vallées. A Gavarnie et au Vignemale la moyenne s'élève à 3 mètres.

Les vallées inférieures sont vastes, charmantes, peuplées et cultivées; les vallées supérieures sont austères; les cimes sont neigeuses et entourées de noirs rochers.

**

Le Gave de Pau et la Neste se détachent de ces hautes régions et longent le pied des Pyrénées. L'Adour descend entre des sommets graduellement abais-

sés sans qu'on puisse dire où commence la montagne
et où finissent les collines. Des environs de Bagnères-
de-Bigorre, qu'il traverse, on aperçoit des sommets de
plus en plus arrondis, de plus en plus bas, descendant lentement depuis le pic du Midi jusqu'aux collines
qui bordent le fleuve.

Le Gave, l'Adour et la Neste se partagent presque
toute cette région. La Garonne vient frôler le département des Hautes-Pyrénées ; elle reçoit la Neste à
Montréjeau.

C'est le Gave de Pau qui reçoit les eaux qui prennent leur source sur les plus hautes montagnes des
Pyrénées françaises. Il s'échappe dans la plaine, au
pied des rochers de Lourdes, après avoir rassemblé
les eaux de plusieurs torrents qui dessinent les branches d'un vaste éventail. En formant la vallée d'Argelès,
il devient un admirable bassin peuplé, de 9 kil. de longueur. C'est une vaste prairie verdoyante, descendant
de la crête des montagnes. Là devrait être installé un
véritable sanatorium.

A Argelès se jette dans le Gave de Pau le Gave
d'Azun. La vallée qu'il arrose, limitrophe du département des Basses-Pyrénées, se prolonge jusqu'aux fron-
tières de l'Aragon. Dominée par des montagnes extrêmement élevées, elle pénètre jusqu'au cœur des
Pyrénées, dans une région d'entassements granitiques,
de rochers sombres que la neige recouvre une partie
de l'année. De Tarbes même, on aperçoit le Balaïtous
(3.146 m.) chargé de glaces, qui est situé au fond de la
vallée d'Azun, et, à l'ouest, le pic de Pallas, hérissé de
crêtes, qui dépasse 3.000 m. ; à l'Est, s'ouvre le port de
Peyre-Saint-Martin et, au-dessous du Balaïtous, les

pics de Cabalès (2.152 m.), de la Fache (3.020 m.),
de Peternel (2.965 m.) d'où l'on peut contempler dans
toute sa hauteur le Vignemale.

Ce dernier (3.298 m.), un des plus hauts des Pyrénées françaises, porte trois glaciers dont l'un, celui
de l'est, a une longueur de 3 kil. Cette superbe cime
forme le fond de la vallée de Cauterets, couverte de
forêts et de prairies et arrosée par un affluent du Gave
de Pau. Luz, à une petite distance de Cauterets, est
placé, au confluent du Gave de Pau et du Gave de Bas-
tan, dans une vallée qui se tord entre d'immenses
masses montagneuses. Là encore un sanatorium serait
excellemment placé.

Non loin des cirques d'Estaubé et de Gavarnie
s'élève le mont Pinède (2.886 m.) en arrière duquel se
trouve, dans la région espagnole, le mont Perdu, de
500 m. plus haut, entouré d'immenses glaciers. A pro-
pos de cette montagne, je me souviens du récit d'un
pâtre espagnol, dans lequel il était question d'une
« montagne des murmures » située dans cette région
et où se perdirent, dans une avalanche, sans doute,
vaches et vachers : « *Alli se perdieron vacas y vac-
queros.* » En effet, dans les glaciers on observe d'immenses crevasses, larges de 1 m. 50 environ et d'une
très grande profondeur. Les murmures sont produits
par la chute des eaux.

Il y a environ dix ans, on trouva dans l'une d'elles
le corps d'un habitant de la commune d'Aragnouet,
disparu depuis trente ans. Dans une chasse à l'izard,
il avait glissé sur le glacier et était tombé dans le gouf-
fre. Ce fut à la suite d'un mouvement du glacier que
d'autres chasseurs le retrouvèrent. Il était assez con-

servé ; ses habits étaient en assez bon état, car sa veuve reconnut encore les bas qu'elle lui avait tricotés.

Un autre point culminant est la Munia, l'une des plus belles montagnes du versant espagnol, blanchie par les neiges et les glaces. Elle est située à 2 kil. environ à vol d'oiseau du pic de Troumouse et c'est de ses glaciers que descend le Gave de Héas qui forme le Gave de Pau. Entre ces deux pics pointe la sierra Morena (3.058 m.).

Au pic de Troumouse (3.086 m.), une autre chaîne, plus haute que la chaîne principale, se détache de celle-ci et se dirige vers le nord, portant le pic de Gerbats (2.920 m.), le Campbiel (3.175 m.), le col de Gèdre (2.175 m.) (où j'ai vu neiger le 16 août 1900), le pic Long (3.194 m.). Ce dernier ne le cède en hauteur qu'au Vignemale. Le pic de Néouvielle (3.100 m.) domine à la fois les bassins de la Garonne, de l'Adour et du Gave. Cette chaîne, qui forme jusqu'ici la paroi ouest de la vallée d'Aure, se déprime alors au col du Tourmalet pour se relever bientôt à 2.877 m. et former le superbe pic du Midi de Bigorre, qu'on aperçoit hardiment dressé au-dessus de la haute muraille montagneuse. Ensuite cette chaîne s'abaisse formant la limite orientale de la rivière de l'Adour.

Il y a trois ans, au cours d'une ascension du Néouvielle, parvenu à la cime de ce pic avec cinq alpinistes courageux et bien entraînés, nous avons pu contempler de loin les glaciers et la tour de Marboré et la brèche de Roland (2.804 m.) Cette dernière, fendue par le glacier, offre une coupure merveilleuse et perpendiculaire à la crête des monts. On se croirait à l'entrée de quelque grandiose avenue.

Non loin de ces glaciers, entre Cauterets et Barèges, on aperçoit des cirques à l'aspect sublime : ceux de Gavarnie, d'Estaubé et de Troumouse. Sur le versant opposé, à chacun d'eux correspond un cirque jumeau.

Les montagnes d'Europe n'offrent rien de plus saisissant que ce massif élevé de 3.300 m. dont les larges assises s'élancent en tours, s'alignent en murailles, se courbent en amphithéâtres, où l'on croit reconnaître la main des géants, et dont les terrasses, chargées de glace et de neige, laissent retomber les plus hautes cascades.

Les pics du Vignemale et du Gaviétou méritent d'être cités pour leurs glaciers ; le premier pour ses crevasses, le second pour ses aiguilles de glace. Les glaciers des Gourds blancs présentent aussi un aspect merveilleux.

Des habitations placées sur les bords des lacs, qui sont des modérateurs de la température, seraient extrêmement agréables. Les lacs sont nombreux dans la région qui nous occupe. Outre ceux du Néouvielle, dans la vallée d'Aure, dont nous parlerons avec plus de détails, il faut citer : non loin de Cauterets, le lac de Gaube dans lequel se reflète le Vignemale ; ceux d'Estou qui sont comme des vasques superposées ; le lac de Caillaouas, à six heures de la voie ferrée d'Arreau-Cadéac, au-dessous du glacier des Gourds blancs. Tous ces sites offrent une beauté particulière. Le lac de Lourdes, formé par le glissement des anciens glaciers sur les flancs de la montagne, est aussi extrêmement curieux.

On trouve un peu partout dans cette région des grottes, des échos, des ponts naturels. Nous citerons entre autres, le puits de Saoul dans la vallée de

Barousse où se perd la rivière de Loure, non loin de
Bagnères-de-Luchon et dont le fond est toujours glacé.
Le pont de Gavarnie, formé d'une longue galerie de
neige durcie, sous laquelle coule le Gave, est une des
merveilles du département. Certainement les pics vus
de la plaine, aux environs de Tarbes, illuminés par le
soleil et dominant des forêts sombres ou bleuis par la
distance et couronnés de neige, paraissent bien plus
hauts qu'ils ne le sont.

Le département des Hautes-Pyrénées offre donc de
nombreux buts d'excursion. Les pics dominent des
panoramas grandioses et des vallées pittoresques où
les sanatoriums seraient de merveilleux séjours.

Aux environs de Cauterets. — Sur le Gave, au
pont d'Espagne (1.488 m.), non loin de torrents et de
cascades, au milieu d'une forêt de sapins de grande
allure, une station serait d'autant plus agréable qu'elle
ne serait qu'à quelques kilomètres de Cauterets.

Quelques centaines de pas plus haut, au lac de
Gaube (1.790 m.), on pourrait bâtir un établissement
de grande altitude, d'autant mieux situé que la vallée
est très large, très ensoleillée et très rafraîchie par le
voisinage du Vignemale.

Dans la vallée du Lustou (1.546 m.), qui rejoint celle
de Cauterets, il y aurait intérêt à créer un lieu de
séjour. La vallée est en pente très douce ; ses flancs
sont garnis d'abondantes forêts bien entretenues qui
s'enfoncent assez loin dans la montagne. Le voisinage
de Cauterets donnerait à cette station des ressources
variées pour les soins, les vivres et les moyens de
transport.

Sur la route de Luz-Saint-Sauveur au sommet de cette admirable vallée, à Gavarnie, dont la cascade est bien connue (1.350 m.), et bien que le paysage soit un peu sévère, on pourrait aussi établir un hôtel des plus utiles.

AUX ENVIRONS D'ARREAU. — Il nous est arrivé d'aller des Eaux-Bonnes à Arreau en suivant la route thermale qui passe par Pierrefitte, par la vallée du Gave de Pau qu'on quitte à Luz, par Barèges, qui franchit le col de Tourmalet et rejoint à Sainte-Marie la route de Bagnères-de-Bigorre à Luchon. En remontant de Sainte-Marie vers Arreau, on trouve, avant d'arriver au col d'Aspin (1.497 m.), au bas de la montagne et de la forêt des quatre Véziaux, un hameau appelé Payole près duquel eut jadis lieu un duel fameux entre les habitants des vallées de Campan et d'Aure. Ce site des plus pittoresques se prêterait admirablement à la construction d'un sanatorium. Je le signale particulièrement à l'attention.

La forêt de sapins, très belle, servirait d'abri contre les vents et apporterait le parfum réconfortant de ses essences. Le calme, le silence de la forêt recommanderaient cette station. Les belles pelouses que l'on rencontre non loin de la forêt constituent de riches pâturages pour les troupeaux qui y séjournent pendant l'été. On y fabrique du fromage de première qualité. La montagne du Camoudiet est parsemée de modestes cabanes qui servent d'habitation aux pâtres d'alentour.

Malgré la proximité de Bagnères-de-Bigorre et les ressources qu'elle assure, si l'on ne bâtit une demeure convenable, il est impossible d'y installer un convalescent ou un malade. L'hôtel de Payole, situé sur les bords de la route thermale, est utilisé provisoirement. Mais est-ce une installation confortable pour un malade qu'une maison où les arrivées et les départs nocturnes ou ultra-matinaux sont incessants pendant l'été?

Englobé dans un massif de hêtres, le village d'Aspin est situé à 1.000 m. d'altitude, et à une heure environ d'Arreau, à proximité du chemin de fer de Lannemezan.

Il est placé sur des pentes exposées aux sud-est et bien ensoleillées, à peu de distance d'une forêt. Le climat est doux et sans trop d'humidité. Le brouillard y est rare; le vent ne dépasse pas les limites d'une douce brise. Le paysage est splendide, et si l'on monte de quelques centaines de mètres, on jouit d'un des plus vastes panoramas : la vallée d'Aure, la vallée du Louron, le col de Peyresourde, le pic du Lustou.

Dans la forêt des quatre Véziaux, plantée de sapins et de hêtres et dans les sapinières qui descendent jusqu'à Aspin, on pourrait tracer des sentiers, disposer des abris où les malades trouveraient à l'occasion un lieu de repos. La méthode Arthel pourrait être utilisée par un entraînement progressif. L'eau de source y est en abondance; on pourrait facilement faire de l'hydrothérapie, du massage et de la gymnastique.

Cette station, facilement accessible, devra être recommandée aux convalescents ou même à certains malades approchant de l'état aigu. A cause du voisinage des sapins, elle serait encore utile dans le traitement des voies respiratoires, aux nerveux, aux rhumatisants. Si elle n'est pas assez élevée pour produire l'hyperglobulisation rapide, on pourrait, après un certain séjour, envoyer les malades dans les hautes vallées, à d'autres altitudes. Il n'en est pas moins vrai que cette station, à cause de la proximité d'Arreau et des secours des médecins, serait une des plus fréquentées.

LA VALLÉE DU LOURON

Nous allons aborder des régions plus élevées au cours d'une promenade qui résume celles, si nombreuses, que j'ai faites dans ce pays. Nous préciserons le genre de maladies pour le traitement desquelles chaque lieu choisi est spécialement indiqué.

Voici d'abord la vallée du Louron. La Neste d'Aure est rejointe à Arreau même, sur sa rive droite, par la Neste du Louron. Les deux vallées sont voisines et séparées 'par une ligne de hauteurs qui se détache de la chaîne principale au pic de Guerreys ou de Bacou. Au-dessous d'Arreau, le cours d'eau, sous le nom de Neste, coule d'abord dans une gorge étroite et traverse les villages d'Ilhet et de Sarrancolin. C'est là, et non sur le plateau de Lannemezan, ainsi que l'ont écrit certains géographes, que naît le canal du Gers. La Neste tourne brusquement pour éviter le plateau de Lannemezan et, se dirigeant vers l'est, reçoit le ruisseau de Nistos, traverse la petite ville de Labarthe et se jette dans la Garonne devant les collines de Montréjeau.

Jézeau. — En entrant à Arreau, la Neste du Louron reçoit sur sa rive droite un torrent dit du Pouy-de-Lastic qui, sur une longueur de 11 kil., frôle le pied de montagnes couvertes de belles sapinières. Il s'ali-

mente dans le lac de Bordères, près du pic du Lion
(2.106 m.) qui est séparé de la chaîne principale par le
col de Peyresourde (1.545 m.) où passe la route de
Bagnères-de-Luchon à Arreau. Sur le Pouy-de-Lastic,
à 2 kil. et demi d'Arreau, à proximité par conséquent de tout ce dont on a besoin, on trouve le village
de Jézeau (785 m.), près duquel on pourrait établir un
poste d'air et d'altitude. Il possède une forêt communale d'une contenance de 74 hectares sur schiste de
terrains de transition (de 1.000 à 1.400 m. d'altitude),
boisée de chênes.

Le climat calme et peu agressif de Jézeau permettrait d'y envoyer des malades de toute sorte. J'estime
qu'on y traiterait avantageusement les enfants scrofu-
leux, chétifs et les dyspeptiques.

En remontant le Louron on trouve, au-dessus du
hameau de Couret, un modeste établissement de bains
où coule une source sulfureuse. Cette eau pourrait
traiter les bronchites chroniques, l'asthme, les laryngites.

Lançon. — A 3 kil. d'Arreau, sur la rive gauche du
Louron, un chemin muletier ouvert dans une forêt de
chênes et de hêtres rejoint le petit village de Lançon
(64 habitants), placé sur un point culminant d'où les
regards s'étendent sur les deux vallées d'Aure et du
Louron. On aperçoit devant soi la pyramide du pic
d'Arbizon, le pic de Tramezaygues, le Lustou et la
plus grande partie des villages de la vallée d'Aure.
Le voisinage de la forêt rend le climat assez doux :
ce sont, sur schiste de terrains de transition et calcaire, 133 hectares de sapins et de hêtres.

Là encore, on pourrait établir un poste au bord de la forêt, à 3 kil. d'Arreau et à 1.089 m. d'altitude. Tous les surmenés, physiques et moraux, les convalescents, les fatigués y trouveraient une atmosphère pure et un grand calme. La commodité des approvisionnements, le secours presque immédiat d'un médecin pourraient faire de Lançon un poste de premier ordre.

La Neste du Louron est cotoyée par la partie de la route de Bagnères-de-Bigorre à Bagnères-de-Luchon qui est comprise entre Arreau et le village d'Estarvielle. A cet endroit la route s'engage dans une vallée secondaire, s'élève brusquement par un lacet d'où l'on aperçoit en face, sur la rive gauche, le village de Génost et, droit vers l'est, se dirige vers Luchon par le port de Peyresourde et la vallée du Larboust.

La vallée du Louron est couverte de cultures et très verdoyante. Les prairies y montent jusqu'aux crêtes ou jusqu'à la lisière des forêts. Au-dessus de Génost l'aspect devient plus sévère, la vallée se resserre. Le torrent reçoit sur sa rive droite le ruisseau d'Aube, et, quelques kilomètres plus haut, à la porte de Tramezaygues, on est au point de rencontre des deux torrents qui constituent le Louron : à l'ouest, la Neste de la Pez conduit au pied du pic de Guerreys, au port de la Pez par où l'on rejoint en Espagne, dans la vallée de la Cinca, Barbastro et Monzon, qui est sur la ligne de Lérida à Saragosse ; à l'est, la Neste de Clarabide, qui mène, par une gorge très sombre, au port de Clarabide et à la vallée espagnole de Astos. La Neste de Clarabide reçoit elle-même un ruisseau venu des lacs de Caillaouas et des Gourds blancs.

Lac de Caillaouas. — Il a 260 hect. de superficie.
Un torrent, long de 26 kil., l'alimente, qui descend des
glaciers des Gourds blancs. Le lac, par un tunnel à
l'issue duquel on a aménagé des robinets, donne
pendant l'été ses eaux au Louron et par lui au canal
du Gers. Ces travaux gigantesques ont été faits sous la
direction de M. Fontès, un ingénieur des plus distingués.

Actuellement il n'y a qu'un gardien du lac qui habite
une hôtellerie, où peuvent être reçues cinq ou six
personnes. Le voisinage des glaciers paraît très favorable à la cure d'air pendant l'été.

Un chemin muletier bien aménagé conduit, à travers
les rochers, de Génost au lac. En voiture de louage
prise à Arreau, on arrive à Génost en une heure et
demie. De là c'est à cheval qu'on arrive au lac. Mais
les personnes jeunes et vigoureuses peuvent en quatre
heures faire le chemin d'Arreau à Caillaouas.

LA VALLÉE D'AURE

Nous entrons maintenant dans la vallée d'Aure. Le
chemin de fer d'Arreau à Lannemezan (26 kil.) dessert
et approvisionne abondamment la ville d'Arreau. En
attendant que cette ligne soit continuée jusqu'en Espagne et rende plus nombreuses encore les communi-
cations avec nos voisins de l'autre versant, en attendant
surtout que l'approvisionnement des sanatoriums en
perspective soit plus aisé, nous avons de bonnes routes bien empierrées et bien entretenues. En somme,
l'accès de la vallée supérieure de la Neste est très
facile.

D'Arreau à la gorge d'Aragnouet il serait bon d'établir de nombreux postes d'altitude, de plus en plus élevés, qui permettraient de graduer la cure selon l'état des malades. Nous allons passer en revue les points favorables. Sans doute, nous ne demandons pas qu'on bâtisse des hôtelleries en chacun des endroits que nous désignons. Ceux qui tenteront l'œuvre choisiront à leur gré.

En remontant la vallée, on trouve à 2 kil. d'Arreau le village de Cadéac où sont plusieurs établissements de bains déjà aménagés et qui attirent de nombreux malades ; plus haut, en suivant la rive gauche, le village d'Ancizan, la ville de Guchen, et, de l'autre côté de la Neste, les villages de Bazus et de Guchan ; après avoir rencontré la belle chapelle romane d'Agos, on arrive à Vielle, chef-lieu de canton. La grand'route traverse alors la Neste, en face de Bourisp, et rejoint Saint-Lary. Au-dessus de ce point la vallée se rétrécit et devient une gorge où l'on rencontre, en s'élevant de plus en plus, Tramezaygues, le hameau de Fabian, Aragnouet et Le Plan. Ce dernier village est au confluent des deux ruisseaux qui forment le torrent : le Badet et la Géla.

La Géla (2.000 m.) — La vallée de la Géla, où nous nous arrêtons, est située à une heure environ des limites du royaume d'Aragon, bornée au sud par l'immense rocher de Barroude et son lac, par le pic de Gerbats à l'ouest, et par la montagne de Vignec. Sa longueur est de 3 kil. environ, sa largeur de 800 m. à la partie moyenne. Le creux est de beaux pâturages, de pelouses où les bêtes à cornes paissent pendant les

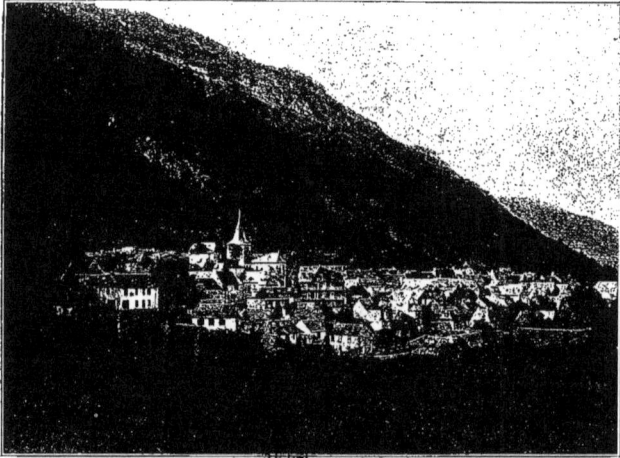

VALLÉE D'AURE : VILLAGE DE CADÉAC-LES-BAINS (720 m.), à 2 kil. d'Arreau.

trois mois de la belle saison. Des cabanes de pierre
servent d'abri aux pâtres.

A l'est se trouvent les montagnes de la bourgade de
la Fromagerie, protégée par de hauts rochers contre
les vents du nord et merveilleusement exposée aux
rayons du soleil ; de là la vue s'étend au loin. C'est là
qu'on pourrait particulièrement bâtir un poste pour
la cure d'air et d'altitude.

Non loin du quartier de la Fromagerie, à 1 kil. environ de la frontière d'Espagne et des montagnes de
Bielsa, se trouve une source ferrugineûse qui pourrait
être utilisée dans les cas de chlorose et d'anémie. Cette
source jaillit de terrains primitifs, d'une roche de
couleur noirâtre, et laisse sur son passage un dépôt
d'ocre. En 1904, dans une étude sur *La vallée d'Aure
et ses Eaux minérales*, je disais de cette eau, un peu
désagréable au goût, glacée, qui contient du carbonate
et du protoxyde de fer, et en très petite quantité de
l'arséniate de fer, que je lui devais un tribut de reconnaissance. Je lui dois, en effet, d'avoir échappé dans
ma jeunesse à l'anémie consécutive, à une fièvre typhoïde. Je peux donc la recommander comme une
vieille connaissance.

Cette belle vallée, qui est contiguë à la vallée de
Saux, appartient depuis un temps immémorial aux
communes de Guchan, Saubissan et Bazus-Aure,
ce qui est attesté par un titre octroyé par le roi
Henri IV le 10 juin 1594, qui est conservé dans les
archives de Guchan. Une autre portion de ce territoire montagneux, les Bedats de Saux, propriété des
mêmes communes et grevée en l'année 1508 d'un
droit de dépaissance au profit des habitants du Plan

8

d'Aragnouet, a donné lieu à un ruineux procès qui a
duré 300 ans et vient de se terminer le 12 février 1908
par un arrêt de la Cour d'appel d'Agen.

La vallée de la Géla est à 25 kil. environ de la plus
proche station, Arreau-Cadéac. En une heure et demie,
un piéton franchit la distance qui la sépare de Fabian.
De là on peut rejoindre Arreau en deux heures.

Le Plan, qu'on rencontre à l'embouchure de la
Géla, possède une vieille église bâtie par les Tem-
pliers, qui surplombe ce ruisseau et que frôle le Badet.
Elle est appelée *l'Hôpital.* Un doux zéphyr, chargé
du parfum des forêts environnantes, passe sur les
prés. La chaleur n'y est jamais désagréable (1.326 m.).
Il n'y a ni précipices ni rochers dans le voisinage,
mais l'on aperçoit le Campbieil et, plus rapproché, le
Cubon.

Le hameau, situé à 500 mètres au-dessus de la chapelle, est formé d'un groupe de neuf ou dix maisons.
Avec quelques aménagements, le Plan pourrait être
utilisé pour les cures d'été.

Sur la rive droite du torrent, avant de franchir le
pont de l'Hôpital, on rencontre deux maisons, qui forment le hameau de Chaubère, où l'on reçoit avec la
plus cordiale hospitalité les voyageurs qui viennent
d'Espagne. C'est là que s'ouvre la vallée de Saux où
se trouvent de belles prairies.

Aragnouet (1.270 m.) est situé sur la rive gauche
de la Neste, dans une gorge. Cette commune est com-
posée de trois villages : Eget, Aragnouet et Le Plan
dont nous venons de parler. Sa superficie est de

10.823 hect. (Il y a à Aragnouet une église, trois écoles
publiques, un receveur des douanes ; non loin, des carrières de marbres gris). C'est là que s'arrêtent les
voyageurs qui franchissent le col très fréquenté de Bielsa
(2.465 m.) qui mène en Espagne.

Lac d'Orrédon. — Au-dessous d'Aragnouet la route
traverse le village de Fabian composé d'une douzaine
de maisons. L'une, la maison Fouga, est confortablement aménagée pour recevoir les voyageurs. A cet
endroit la Neste reçoit sur la rive gauche un torrent,
la Neste de Couplan. Une route le longe, récemment
construite pour les travaux d'aménagement de trois
lacs supérieurs. On traverse une belle sapinière, on
passe en vue des cabanes d'Artigusse qui appartenaient
autrefois à un riche propriétaire d'Aragnouet, qu'on
appelait dans le pays le baron Campassens, et l'on
arrive aisément en trois heures, à pied ou à dos de
mulet, au lac d'Orrédon, situé dans le massif du Néouvielle et dont la superficie est de plusieurs centaines
d'hectares. Des eaux limpides et fraîches descendues
des glaciers et des sources l'alimentent; on y pêche
d'excellente truite saumonnée. Au-dessus du lac
d'Orrédon se trouvent ceux de Cap-de-Long, d'Auber
et d'Aumar. Des barrages ont été pratiqués dans chacun
d'eux de façon à y conserver l'eau qui pendant l'été
alimentera la Neste et par elle le canal du Gers.

Du lac d'Aubert, par le col du même nom (2.500 m.),
un chemin muletier conduit à Barèges.

Ce lieu serait heureusement choisi, car la température est toujours régularisée par les lacs. Le voisinage
de Barèges, de la vallée de Luz-Saint-Sauveur, de Ga-

varnie, de Cauterets, de Lourdes, d'Argelès-Gazost, en ferait un poste de premier choix, suffisamment éloigné des centres de population cependant, pour offrir le calme et la quiétude que réclament les personnes déprimées, fatiguées ou neurasthéniques à la suite d'un surmenage physique ou intellectuel.

Sur le côté nord du lac d'Orrédon, on aperçoit une maison confortablement installée, bâtie sur le roc, au pied d'une belle forêt de sapins séculaires. Elle offre un point de vue splendide sur le val de Couplan. Cette habitation est destinée aux ingénieurs et aux fonctionnaires chargés des travaux.

Pour se rendre dans ce beau site, on prend une voiture de louage à Arreau à la descente du train et on arrive en deux heures environ à Fabian. A pied ou à dos de mulet on arrive en 3 heures au lac d'Orrédon.

La vallée du Moudang. — Au-dessous de Fabian, sur la route qui passe alors entre de hautes montagnes couvertes de forêts de sapins et couronnées de rochers, on rencontre une petite chapelle, dite de Médiabat, en face de laquelle s'embranche sur la route un chemin muletier qui s'enfonce dans la vallée du Moudang.

La longueur de cette vallée est de 7 kil. Elle est moins boisée que la vallée voisine. Sa forêt a une superficie de 274 hect. sur schiste de terrain de transition, à 1.150-1.980 m. Les essences sont le sapin et le hêtre. Au Sud on atteint la frontière espagnole en une heure ; à l'Est est la crête de la vallée de Rioumajou, à l'Ouest celle de la vallée de Saux appartenant aux communes de Guchan, Saubissan et Bazus-Aure.

C'est là que se trouve une source ferrugineuse des

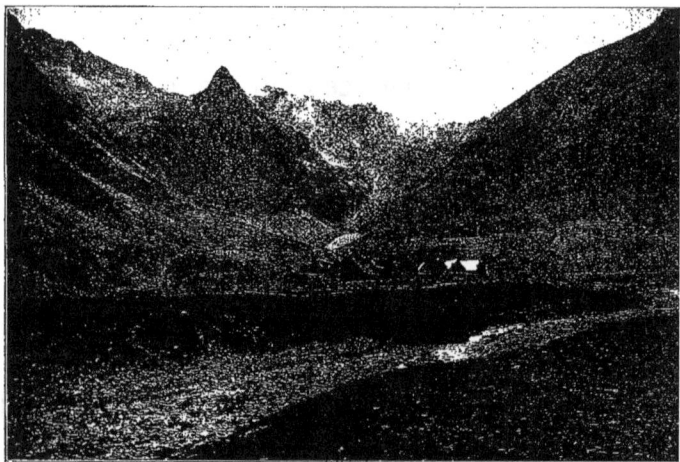

VALLÉE DU MOUDANG. — Granges et source ferrugineuse (1.586 m.)
A 4 heures d'Arreau-Cadéac.

plus abondantes et où les filles du pays vont soigner leur chloro-anémie. Cette eau se conserve longtemps en bouteille sans subir d'altération. Tous les ans, M. Valencian, propriétaire de cette source, en exporte des milliers de bouteilles. J'ai longuement parlé de cette eau, dont les qualités sont très remarquables, dans mon étude précédente sur la vallée d'Aure. Je prie les personnes désireuses de plus amples renseignements de vouloir bien s'y reporter.

Non loin de cette source, au milieu des prés, une douzaine de granges servent d'abri, pendant le printemps, l'été et l'automne, aux bergers et aux troupeaux. Les sources fraîches et pures sont nombreuses. Là devrait être bâti un poste d'altitude. On serait à 20 kil. environ d'Arreau.

Eget. — De l'embouchure du Moudang, si nous continuons notre route vers le bas de la vallée d'Aure, nous passons au-dessous du village d'Eget. Il est bâti sur un rocher schisteux à une altitude de 1.825 m. La vue s'étend jusqu'au bout de la gorge d'Aragnouet, au fond de laquelle on entend le bruit saccadé de la Neste dont la mousse blanche frôle les éboulis. L'étendue environnante est tapissée de forêts de sapins.

Le hameau d'Eget est plus ensoleillé que le village de Tramezaygues que l'on rencontre à 1 kil. et demi au-dessous.

Tramezaygues (969 m.) est situé sur un plateau et, ainsi que l'indique son nom, placé entre deux eaux, la Neste d'Aragnouet et celle du Rioumajou, au pied du pic de Tramezaygues. Ce village fait partie du canton

de Vielle-Aure dont il est à 6 kil., soit à 14 kilomètres
d'Arreau.

On pourrait le considérer comme une station des
plus agréables pour un poste d'été. Mme veuve Sens,
femme de notre regretté et sympathique confrère le
docteur Sens, possède là une demeure confortablement aménagée pour recevoir une famille qui désire-
rait faire une cure. Ce qui donne à cette station une valeur spéciale c'est qu'on trouve à 1 kil. un établissement
d'eau minérale sulfureuse, de nature bromo-lithinée,
unique dans la chaîne des Pyrénées. On pourrait l'utiliser, en même temps que la cure d'altitude, pour des
malades sur lesquels on voudrait combiner les éléments thérapeutiques. L'établissement de *la Garet*
appartient actuellement à notre excellent ami M. Valencian. Je renvoie à l'étude de ces sources que contient mon précédent ouvrage *La Vallée d'Aure et ses
Eaux minérales, 1904.*

Vallée du Rioumajou (2.500 m). — Pendant les
fortes chaleurs les malades pourraient utiliser le poste
de la vallée du Rioumajou, à 1.800 m. d'altitude, qui
serait placé près de magnifiques forêts de sapins, de
mélèzes et autres essences. Pour l'atteindre on quitte-
rait à Tramezaygues la route nationale et l'on prendrait
le chemin muletier qui, longeant le torrent, s'élève
jusqu'aux ports du Plan et d'Ourdissettou.

C'est une vallée des plus pittoresques et des mieux
boisées de la région. Les deux versants sont couverts
de sapins séculaires, particulièrement le versant de
gauche. Un cours d'eau, d'une longueur de 14 kil., la
Neste de Rioumajou, prend sa source au pied du pic

d'Ourdissettou. La forêt, de 1.244 hect., est fréquentée par les ours, les coqs de bruyère, les sangliers ; la chasse y est donc abondante.

A la partie supérieure de cette vallée, à San Carlid, sur un vaste plateau, est bâti l'hospice de Rioumajou, destiné à recevoir les voyageurs. C'est non loin de là, dans la forêt de sapins, qu'il faudrait construire un poste d'altitude.

En 1907, on a projeté la construction d'une route internationale passant par la vallée de Sistau, *el passo de los Caballos*, le col d'Ourdissettou et par la vallée du Rioumajou, versant français, rejoignant la route nationale à la croix de Tramezaygues. Au mois d'août de la même année, une conférence d'ingénieurs français et espagnols eut lieu à la cime de ces monts sous la présidence de M. le docteur Pédebidou, sénateur français, et de M. Rolland, sénateur espagnol.

Ce dernier est le fils d'un de nos compatriotes, Guillaume Rolland, l'un des plus grands bienfaiteurs de la vallée à qui l'on doit un asile destiné à recevoir les Aurois infirmes et sans ressources : ses fils suivent constamment l'exemple d'un tel père et la vallée d'Aure n'oubliera pas les devoirs que lui impose leur bienveillance continue.

* *

Après avoir décrit les plus hauts sites montagneux devant servir pour la cure d'été, nous allons descendre dans des lieux qui devront être utilisés pour des malades qu'il serait imprudent de soumettre aux hautes montagnes ; on s'exposerait à de graves mécomptes.

La climatologie du bas de la vallée d'Aure lui permet de servir à la cure d'hiver aussi bien qu'à la cure d'été. Les malades, acclimatés pendant un an ou deux durant l'été, pourraient s'aventurer sans inconvénient dans des régions plus élevées et subir l'endurcissement de la montagne.

Caneilles (972 m.) — Entre l'embouchure du Rioumajou et le village de Saint-Lary se trouve, sur la rive droite de la Neste, la montagne de Caneilles et sa forêt de sapins. Aujourd'hui on n'aperçoit que deux granges foraines qui servent de demeure aux troupeaux.

Près de la grand'route la source dite de Caneilles, à composition minérale des mieux appropriées, d'un goût agréable, est des plus abondantes, car elle donne un débit de 300 litres par minute. L'industrie hôtelière ferait bien de choisir cet endroit, un des plus pittoresques et des plus commodes de la région. En même temps qu'une cure d'air on y ferait une cure d'eau.

Les malades y trouveraient le calme le plus parfait, la forêt leur apporterait ses parfums et les abriterait. On y ouvrirait des sentiers pour la promenade et la distraction des déprimés et des neurasthéniques venus des ateliers et des usines. L'approvisionnement serait facile, car cette station se trouverait sur la grand'route et à 13 kil. d'Arreau-Cadéac.

Saint-Lary (825 m.) est sur la rive droite de la Neste, à 2 kil. de Vielle-Aure, chef-lieu de canton. La route nationale passe au centre du village.

On trouve là des maisons confortables pour recevoir les étrangers. Je dois signaler particulièrement le chalet du capitaine Sarrat.

La forêt communale de sapins et de pins est en indi-
vision avec la commune de Saillan. Elle est au-dessus
de Saint-Lary ; sa contenance est de 1.234 hect. Il y a
une école, un receveur des douanes. Des digues ont
été construites le long de la Neste pour prévenir les
inondations.

L'église du XIIᵉ siècle a été retouchée au XVᵉ et
récemment. La crypte est romane ; la porte, du
XIVᵉ siècle, a conservé d'anciennes ferrures.

Soulan (1.288 m.). — A 5 kil. au-dessus de Vielle-
Aure, et au-dessous de Saint-Lary, la Neste reçoit sur
sa rive gauche le ruisseau d'Espiaube. Dans ce petit
vallon le village de Soulan, sur le flanc de la montagne, reçoit les premiers rayons du soleil. A proximité
sont des mines de manganèse.

La forêt de sapins et de hêtres est de 69 hect. ; les
communes voisines, Vignec, Cadeilhan et Trachère y
ont des droits.

C'est non loin de Soulan que se trouve une splendide
pelouse où je désirerais voir s'établir des malades.
Ce lieu est bien abrité vers le Nord et particulièrement
agréable. Malheureusement les 2 kil. du chemin qui
mène de Soulan à Vignec sont malaisés. De Vignec à
Vielle, il y a 1 kilomètre.

Azel. — En face de Vielle, sur la rive droite, se
trouve le joli village de Bourisp avec son intéressante
église. Le ruisseau de la Mousquère le traverse, clair
et rapide. Il actionne des moulins, puis, plus haut,
il devient un torrent encaissé dans une gorge que
dominent Estensan et Azet (1.172 m.) De là la vue

est très étendue : au Sud, le pic d'Azet; en face un plateau couvert de pelouses, le pla d'Arsoué. Devant l'espace bien ouvert, des malades seraient très favorablement installés. L'exposition est au Sud. La route est carrossable jusqu'à Azet; la distance qui le sépare d'Arreau est de 15 kilomètres.

Au-dessus d'Azet un chemin, qui contourne le Tico de la Batiadère (1.781 m.), mène à Génost dans la vallée du Louron.

Le village de *Guchan* (altitude prise sur la route nationale qui passe à 500 m. au-dessous du village : 762 m.) est situé sur la rive droite de la Neste et bâti sur les débris du torrent le Saladou sur une douce pente qui sert à l'écoulement des eaux pluviales. Sa population est de 278 habitants, sa superficie de 259 hect. Il est à 4 kil. en aval de Vielle-Aure. Eglise du XIIᵉ siècle, école communale. Commerce de chevaux, mules et mulets, vaches, moutons et brebis. Foires le 20 mai et le 29 septembre. Cette dernière dure trois jours.

La foire du 29 septembre existe de temps immémorial. Elle est quasi-internationale et l'une des plus renommées du département. Les indigènes l'ont nommée la fête de Saint-Michel. Les meilleures familles de la vallée d'Aure se réunissent là annuellement pour perpétuer leurs sentiments de cordialité, renouveler leurs relations et préparer des alliances. Cette belle tradition est encore observée.

La forêt communale contient 54 hect. dont 5 sont situées sur le territoire de Grailhen, sur schiste de terrains de transition, de 900 à 1.400 m. Essences : chêne, 55 %; sapin, 19 %; pin, 26 %.

Guchan est essentiellement agricole, si on peut employer cette expression dans un pays de montagne. Personne n'est ni riche ni pauvre, chacun travaille le champ et le pré qu'ont cultivé ses ancêtres, sans trop s'occuper de ce qu'on dit ailleurs. Les maisons, très salubres, sont solidement bâties avec la pierre et la chaux du pays. L'extérieur est blanc ainsi que le montrent nos photographies.

Grâce à la générosité de M. Louis Gerdebet l'école possède une bibliothèque à laquelle le docteur Toujan a été heureux d'ajouter quelques volumes. Les soirées d'hiver sont longues dans les montagnes; ne connaissant pas les distractions des villes, les habitants de ces régions consacrent leur temps à la lecture et instruisent leurs enfants. Aussi l'instruction y a-t-elle toujours été plus répandue que dans bien des villages des plaines.

A 1 kil. environ au-dessus du village et au Sud-Est, est un mamelon rocheux élevé d'environ 900 m., appelé *le Calvaire*; on peut, de ce point, jouir du panorama de la vallée dans tous ses détails. A côté se trouve un plateau en forme de terrasse couvert de champs cultivés et éloigné de toute habitation. C'est là que je voudrais qu'on construisît un poste de cure d'air. L'approvisionnement serait des plus faciles avec les produits mêmes du pays.

Le sanatorium sera assez long pour que toutes les chambres soient exposées au Sud; un couloir, du Sud au Nord, permettrait l'aération. Les côtés formeront un angle obtus et abriteront une grande cour exposée au Midi. Je désignerais ce poste pour une cure d'air pendant l'hiver, du mois d'octobre au mois d'avril.

L'on y serait en effet abrité contre le vent venant directement du Nord ; les bâtiments regardant le Sud et l'Ouest recevraient même les derniers rayons du couchant. Dans le jardin que possède à Guchan l'auteur de cette étude, les rosiers sont souvent encore fleuris aux mois de décembre et janvier.

Le confort y serait réalisé aisément grâce à l'abondance de l'eau et à l'électricité dont la production serait facile.

A 200 m. environ au-dessous du village et près de la route nationale, se trouve un moulin à farine mû par les eaux de la Neste. Cette chute d'eau serait suffisante pour actionner un moteur et fournir la force électrique nécessaire à l'éclairage du village et du sanatorium.

Guchan possède une fontaine abondante située au milieu du village, sur la place du marché ; elle alimente la commune. Elle est captée au hameau de Saubissan, au Nord-Est du village.

On pourrait capter non loin des sources d'eaux vives qui serviraient dans l'établissement pour les douches et les bains. L'une de ces sources jaillit limpide du rocher schisteux du Calvaire à une température constante de 12°. Elle est connue de temps immémorial comme très diurétique, digestive et purgative si on la prend à une dose tant soit peu élevée. Modestement captée, elle sert à alimenter le village de Guchan ; son débit est de 25 litres par minute.

Cette source est appelée « Source Doueil » du nom de l'ancien propriétaire du champ voisin. L'analyse m'en a été fournie par un groupe d'amis, chimistes de profession.

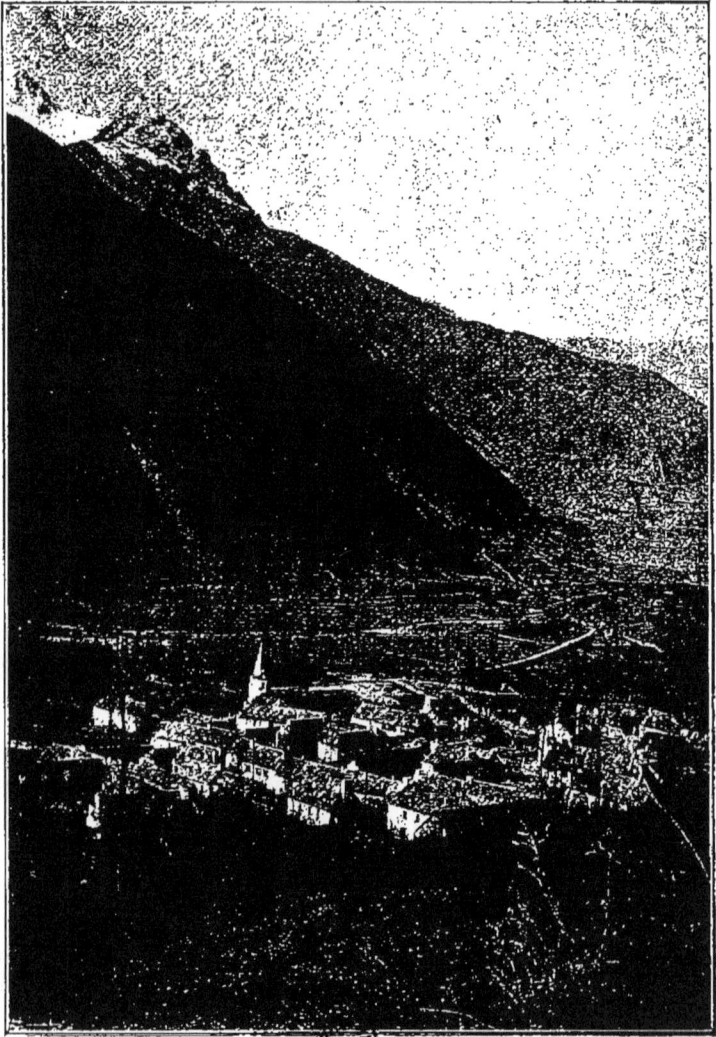

GUCHAN (762 m... ...kil. d'Arreau-Cadéac.
De Paris à Arreau, 16 heures.

Analyse de la Source DOUEIL ou du CALVAIRE de Guchan

(Température 12°)

PRINCIPES MINÉRALISATEURS

Principes de protoxyde de fer	0 gr. 005
Bicarbonate de magnésie............	0, - 1021
— de chaux...............	0, - 3101
— d'ammoniaque..........	0, - 0032
— de manganèse	0, - 021
— de lithine..............	0, - 0021
Chlorure de sodium...............	0, - 0314
Iodure...........................	0, - 021
Sulfate de chaux	0, - 0101
Azotate de potasse.................	0, - 032
Silicate de potasse..............	0, - 053
— de chaux..............	0, - 261
Phosphate de chaux................	0, - 3231
Arsenic...........................	0, - 0002
Cuivre...........................	0, - 0001
Matières organiques...............	0, -
Acide carbonique libre.........	0, - 324
TOTAL..........	1 gr. 4527

Cette eau conserve la totalité de ses propriétés thérapeutiques grâce à la fixité de ses principes minéralisateurs et à leur puissance d'action. Pour son goût agréable, pour sa légèreté, pour ses propriétés eupeptiques et diurétiques, légèrement purgatives, elle doit être préférée à bien d'autres eaux minérales de table et peut remplacer sans nul doute les vieilles tisanes dans toutes les maladies infectieuses. Elle produit sans secousse le lavage du sang et, par suite, le lessivage des organes et l'élimination par les urines des toxines et des déchets.

La source Doueil est vraiment précieuse dans la

médecine des enfants, les diarrhées de l'été, de la dentition et cholériformes, dans les gastro-entérites résultant d'un sevrage mal surveillé ou d'erreurs de régime. Lorsque s'impose la suppression momentanée de toute alimentation, c'est-à-dire la diète hydrique, et lorsque obstinément les petits malades refusent ou vomissent les tisanes ou l'eau bouillie, c'est avec avidité qu'ils se jettent sur cette eau claire, limpide, naturelle, d'une fraîcheur délicieuse et de bon goût, qui calme la soif, arrête les vomissements, provoque les urines, et entraîne ainsi les toxines résultant de l'infection microbienne.

Son usage comme eau de table est excellent. Elle n'a pas d'effets débilitants ainsi qu'on le reproche parfois aux eaux alcalines ; elle ne renferme pas de bicarbonate de soude. Elle est plutôt reconstituante, puisqu'elle contient des sels de fer, de manganèse et très peu d'arsenic.

Les premiers jours que l'on boit de l'eau de cette source, elle produit des effets purgatifs en entraînant une partie des matières de nature infectieuse contenues dans l'intestin, mais cet effet cesse bientôt et l'eau reprend ses propriétés éminemment diurétiques. Elle produit en même temps un lavage du sang, les reins expulsent du sable ou des calculs s'ils en contiennent.

Prise à jeun à la dose d'un verre, soit 150 grammes, toutes les demi-heure, elle est facilement digérée. Une ration de 4 ou 5 verres est éliminée dans la matinée ou dans le cours de la journée et produit des urines limpides et sans odeur. C'est le meilleur apéritif que l'on puisse prendre avant le repas de midi. Mise en bouteille bien bouchées et gardée en cave à

Toulouse pendant quatre ans, elle n'a subi aucune altération. L'exportation en serait donc facile.

Camparan (930 m., 91 habitants, notaire) est sur les pentes qui portent Guchan et Bourisp, et entre ces deux villages.

Au-dessus, se trouve une des forêts les mieux exposées de la vallée.

A 1.500 m. plus haut, sur une seconde terrasse au milieu des sapins et de prairies, devrait être placée une station ; elle serait à une altitude de 1.200 m. et à 8 kil. environ de la voie ferrée. Des sources d'eau potable légèrement minéralisées y coulent en abondance, ce qui servirait à entretenir la bonne hygiène de l'établissement. On pourrait y pratiquer l'hydrothérapie sous toutes ses formes. Le silence et le calme y sont parfaits. Les déprimés y trouveraient un grand bénéfice.

Les pins superbes et les beaux sapins secrètent là des essences térébenthinées en abondance. Ces parfums pourraient être utilisés à la cure des maladies des voies respiratoires, des bronchites chroniques, de l'asthme, de l'emphysème pulmonaire, de la pré-tuberculose.

La crête de la forêt est voisine du val de Grailhen au fond duquel coule le Saladou ; au bas se trouve le village de ce nom. Par cette pente boisée on communiquerait avec le poste du val de Grailhen ; ce serait une promenade de 2 ou 3 kil. à travers un bois de sapins, de hêtres et de genévriers.

En remontant le Saladou on arrive à un plateau couvert de bruyères, appelé *Cuhéret* en patois du pays.

De ce point culminant on contemple la vallée d'Aure dans toute son étendue; en s'élevant encore, on dominerait la vallée du Louron. On ne pourrait choisir un site meilleur pour un observatoire.

L'altitude serait de 1.637 m. ; la vue s'étendrait à plus de 80 kil. à la ronde et l'on n'aurait à sa hauteur que les hauts sommets et les pics chargés de neige.

Ce plateau produit abondamment des raisins d'ours, *uva ursi*, dont les filles du pays font la récolte.

C'est le point de toute la vallée où l'on trouve le plus d'oiseaux. Le coq de bruyère, la palombe, la tourterelle, le geai, le merle, le hibou y voisinent avec le moineau et le rossignol. Dès l'aube la gent ailée y fait un concert de chants. Le lièvre, l'écureuil et même le chat sauvage n'y sont pas inconnus. Cet admirable site est donc excellent pour la chasse et pour les excursions peu fatigantes. Il n'y aurait qu'à tracer quelques sentiers dans la forêt.

Grailhen (1.000 m., 79 hect.) est perché au bord du Saladou et dominé par une belle forêt de chênes séculaires dont la superficie est de 58 hect., de 1.300 à 1.600 m. Aux chênes sont mêlés des hêtres, des pins et des sapins. De cette hauteur on peut contempler les sommets les plus élevés. Le bas du val est un tapis de prairies verdoyantes où des granges montrent leur toit d'ardoise. Le bétail y séjourne environ neuf mois.

Dans le territoire de la commune se trouve une autre forêt en copropriété avec Guchan. Son étendue est de 25 hect., de 1.400 à 1.500 m. d'altitude ; pins, sapins et hêtres.

Un chemin muletier qui court sur la hauteur ren-

contre Gouaux et va rejoindre la grand'route un peu
au-dessus de Cadéac. La distance est de 6 kil. Grâce
à ce chemin les approvisionnements seraient faciles.
C'est près du village de Grailhen, entouré de belles forêts,
que je proposerais de créer un poste de cure d'altitude.
Ce serait une station intermédiaire entre celles que
nous venons de décrire et celles de la haute montagne.

Indications. — On pourrait envoyer dans ce lieu
choisi, au milieu du silence de la forêt, les intellectuels
fatigués, les neurasthéniques, les anémiques et les
prédisposés. Ils y séjourneraient pendant six mois de
l'année. L'eau y est en abondance ; de nombreuses
sources arrosent les belles prairies et rejoignent le
Saladou. Ce torrent qui grossit quand fondent les neiges a creusé une gorge d'une centaine de mètres de
profondeur.

De toutes ces sources, deux doivent être signalées
à l'attention des touristes.

Celle de Pégaroles est près de la crête. On y parvient
à travers des prairies, le long d'un petit ravin. Cette
eau est d'une composition minérale légèrement alcaline,
fraîche et a la même température toute l'année, environ
12°. Elle ne subit pas l'influence des glaciers. Il est
probable qu'elle traverse des terrains schisteux. La digestion en est très facile et elle peut avantageusement
servir comme eau de table.

. Prise à jeun, à la dose d'un verre par heure, elle
a, comme je l'ai moi-même expérimenté, des propriétés de diurèse plus accentuées que bien des eaux à
grande réputation, comme celles de Capvern ou de
Contrexeville.

9

L'autre source, dite du Hay (source du Hêtre), est plus accessible que la première. Elle jaillit au bas d'une forêt de hêtres, non loin du chemin muletier qui conduit au village de Grailhen. L'eau est limpide, facilement digérée ; vingt minutes environ après son absorption, elle donne des urines très abondantes. Aussitôt bue, on a la sensation d'un grand bien-être.

Les malades en séjour au val de Grailhen pourraient donc facilement faire une cure d'eau.

Gouaux (925 m. ; 107 habitants). — Ce village est dans une exposition analogue à celle de Grailhen : le torrent qu'il domine, après avoir traversé Grézian, au bas des pentes, rejoint la rive droite de la Neste un peu au-dessus d'Ancizan.

Le voisinage d'une belle forêt de sapins, de hêtres et de chênes, de 418 hect., d'abondantes sources d'eau claire, rendent ce lieu favorable au traitement des voies respiratoires, des neurasthéniques et des déprimés. Un poste d'altitude pourrait y être bâti.

Grézian est un petit village situé sur la rive droite de la Neste, à 1 kil. environ au-dessous du village de Gouaux, sur une douce pente qui sert à l'écoulement des eaux pluviales. Eglise du XIe siècle, maisons du XVe ; un instituteur. La source communale est fraîche et abondante. Sa population est de 144 habitants, sa superficie 197 hect. Canton d'Arreau, à 40 kil. de Bagnères-de-Bigorre, à 61 kil de Tarbes. Carrière de marbre. La forêt communale est de 33 hect., sur schistes de terrains de transition et de calcaire jurassique. La commune de Lançon a droit de pâturage

dans cette forêt ; Grézian à son tour a des droits de
pâturage dans la forêt syndicale des Quatre-Véziaux
(Quatre-Voisins) étendue de 497 hect., sur des terrains
de même formation. De ce village bien ensoleillé, à
l'abri des vents du nord, la vue s'étend au loin sur le
pic d'Arbizon, qu'on a en face, et sur les villages de
Guchen et d'Ancizan. En ce site admirablement exposé pourrait être établi un poste de cure d'air et d'altitude qui serait utilisé pendant l'hiver après un endurcissement préalable dans les hôtelleries de la haute
montagne.

Bazus-Aure (192 habitants). — Au bas des pentes,
à 1.200 m. en aval de Guchan et à 6 kil. d'Arreau-
Cadéac, Bazus-Aure est bâti sur un terrain d'alluvion.
Plus exposée au vent, à 300 m. du village et au bord
de la Neste, est une terrasse dite Pouy de Bazus d'où la
vue s'étend sur 12 kil. environ. Cet endroit est favorable à l'établissement d'une station d'hiver.

Une chute d'eau prélevée sur la Neste rend facile
l'installation d'une usine électrique.

A 2 kil. au-dessus du village, une source abondante,
dite de Saint-Michel, jaillit d'un rocher ; elle est environ à 1.000 m. d'altitude.

***

J'ai pu me procurer un nombre considérable d'observations thermométriques faites dans différents
villages de la vallée d'Aure. Pour Guchan et Bazus,
pendant une série d'hivers très froids, le thermomètre
n'a jamais dépassé 20° au-dessous de zéro, de minuit

à 1 heure. La température en plein midi était de 12°
à 15°. Le froid revenait le soir vers 6 heures.

Voici des observations faites en même temps au
soleil et à l'ombre :

	Octobre	Novembre	Décembre	Janvier	Février	Mars
A l'ombre..	15° 9	4° 3	7° 1	5° 2	7° 9	5° 4
Au soleil...	46° 9	25° 2	13° 8	22° 1	18° »	18° 6

On peut se tenir dehors tant que brille le soleil :
les murs, les rochers gardent la chaleur solaire jusqu'à
l'entrée de la nuit. J'ai consigné également les chiffres
de la durée de l'action solaire. Voici quelques moyennes :

DURÉE DU PLEIN SOLEIL :

Octobre	Novembre	Décembre	Janvier	Février	Mars
7 h. 5 m.	6 h. 10 m.	7 h.	7 h. 6 m.	8 h. 6 m.	8 h. 5 m.

Il y a parfois des séries extraordinaires de beaux
jours. Pendant l'hiver le soleil resplendit des journées
entières. L'atmosphère est réchauffée assez fortement
de 10 heures du matin à 3 heures du soir, même pendant les hivers les plus rigoureux. En somme, les personnes malades ou en convalescence, bien abritées
des vents, peuvent sortir les deux-tiers du jour.

Pendant la saison des neiges l'air est sec : l'eau étant
gelée, sa vapeur, d'une très faible tension, ne peut se
répandre. La sécheresse de l'air est une condition
excellente pour lutter contre le refroidissement. Dans
la même saison l'air est généralement calme ; l'évaporation n'est pas activée à la surface de la peau, même
sous les habits de bure.

Au printemps le vent paraît froid quand le thermomètre marque 15°.

En général, dans ces altitudes on a pendant l'hiver peu de vent et assez de chaleur solaire : ce qui favorise on ne peut mieux l'entretien des forces organiques.

Guchen (760 m., sur la rive gauche de la Neste, au débouché d'un vallon latéral, 402 habitants, bureau de bienfaisance, mines de manganèse, carrières de marbre. Foires : 3 février et 8 mai). Grâce à la générosité de Guillaume Rolland, Guchen possède un hospice de vieillards.

On voit sur la porte de l'église deux inscriptions, l'une romane, l'autre du moyen âge. A l'intérieur a été déposée une croix faîtière du XVe siècle. Une fontaine monumentale se trouve sur la place publique.

La forêt communale a une superficie de 247 hect. sur schiste et calcaire jurassique ; l'essence est le sapin.

Guchen est placé au bas des pentes Est du pic d'Arbizon. Au milieu du village passe un ruisseau, le Lavedan, qui prend sa source au pied du pic de Port-Biel. Dans la gorge qu'il arrose se trouve, en face d'une forêt de sapins, le village d'Aulon. A l'entrée de cette gorge pourrait être établi une hôtellerie.

Aulon (1.215 m., 246 habitants) est à 4 kil. environ au-dessus de Guchen. Non loin du village, à 1.500 m. d'altitude, se trouvent quelques granges dites de Lurgues. Il y a là une source ferrugineuse abondante. Les personnes anémiques ou chloro-anémiques, en une période d'un mois environ, y trouvent la guérison.

Là encore on pourrait bâtir un établissement pour cure d'air. Pour éviter tout genre de contamination il serait bon de construire plusieurs maisons sans luxe, de façon à pouvoir isoler les groupes de malades.

D'Arreau à Guchen on se rend en voiture; de Guchen à Aulon et au poste de Lurgues c'est à dos de mulet ou à pied.

Le docteur Ribes, qui habite la commune de Guchen, dessert non seulement le village d'Aulon, mais encore les cantons de Vielle-Aure et d'Arreau. Cet honorable confrère, assisté de son frère, médecin-major en retraite, soigne avec un dévouement bien connu toutes ces populations.

Ancizan (750 m., 540 habitants) est situé sur le bord de la route nationale, à 4 kil. de la gare d'Arreau-Cadéac. Bien ensoleillé, abrité par un contrefort de l'Arbizon des vents du Nord, on y trouve des constructions du XIe et du XIIe siècles. Mines de cuivre, de plomb argentifère, zinc et métaux connexes (concession de 531 hect.). Fabrique de drap, filatures de laine, fabrique de tricots dits de Montréjeau. Montagne superbe, très dégagée, du haut de laquelle on voit un magnifique panorama.

Dans la forêt de sapins du val d'Ancizan, à une altitude d'environ 1.200 m., on pourrait construire des habitations pour cure d'air.

Arreau (703 m.) — Cette ville a une population de 1.194 habitants (12.781 fr. de revenus). Elle est au confluent de la Neste d'Aure et de la Neste du Louron. A 36 kil. de Bagnères-de-Bigorre, 56 kil. Sud-Est de Tarbes. Télégraphe, octroi, curé, inspecteur primaire, pensionnat sécularisé, trois écoles publiques, juge de

paix, notaire, huissier, conducteur des ponts et chaussées, gendarmes à pied, commissaire de police, percep-
teur, receveur des contributions indirectes et de l'en-
registrement, contrôleur des contributions directes,
sous-inspecteur des forêts (17.426 hect. de bois), garde
général (3.155 hect.), capitaine des douanes. Manganèse,
ardoise, marbre, flottage de bois, clouterie, moulins,
scieries mécaniques, foires. Halle des plus anciennes
d'un style très original. Maisons de la Renaissance.
Eglise Notre-Dame (XVe et XVIe siècles), sur fonde-
ments d'une église du XIIe siècle, dont il reste une
gracieuse porte latérale. Chapelle Saint-Exupère (XIe et
XIVe siècles) avec un portail roman. C'est dans cette
église qu'étaient conservées, avant 1789, les archives
des quatre vallées. Arreau est le berceau du célèbre
évêque de Toulouse, saint Exupère († 412). MM. les
docteurs Aubiban et Dutech font le service médical de
cette région.

Cadéac (720 m., 257 habitants) est situé sur la rive
gauche de la Neste d'Aure au pied de l'Arbizon, à
2 kil. au-dessus de la ville d'Arreau. Deux écoles publiques. Marbre. Donjon du XIe siècle. Porte ou chapelle
de Pène-Taillade, sans caractère mais curieuse par ses
dispositions. Eglise du XVIe siècle, dont la porte du
Nord et quelques sculptures encastrées dans les murs
sont du XIe siècle.

C'est à Cadéac que le docteur Fitte a fait élever sa
Villa moderne.

Cadéac possède deux établissements de bains placés
l'un sur la rive droite, l'établissement Balès; l'autre
sur la rive gauche, l'établissement Fisse. Grâce à l'in-

telligente initiative de M. Sens, maire dévoué de cette commune, toutes les dispositions qui peuvent rendre plus agréable le séjour des malades sont prises ; aussi leur nombre croît-il tous les ans.

C'est sur la rive droite que M. le docteur Fitte vient de construire un établissement appelé la *Villa moderne* qui peut servir de modèle à tous les postes d'air et d'altitude que je propose d'établir. Cadéac se trouve être ainsi le premier village de la vallée organisé pour recevoir les malades et leur permettre de profiter de son bienfaisant climat.

LA VILLA MODERNE

Elle est construite sur la rive droite de la Neste ; les bains Balès et cette villa sont les seules maisons situées en cet endroit.

On y manquait d'eau potable. On finit cependant par découvrir une source naturelle, la source de Tudelle, suffisante, avec ses 12 à 15 litres de débit à la minute, pour alimenter de nombreuses personnes. A ce moment la construction de la villa fut décidée et commencée.

L'eau sortant de rocs erratiques fut conduite, à l'aide d'une canalisation en fonte, à tous les étages de la maison. On construisit un bassin de captage à la source et, comme la pression, de 300 m. en chiffres ronds, aurait été trop forte, on fit un autre bassin à 25 m. au-dessus de la maison. La pression est ainsi suffisante et n'est pas trop forte. A travers des tuyautages l'eau va se répandre dans les éviers et les water-closets de chaque étage.

Sa température est de 3 à 5° ; elle a par conséquent

la fraîcheur de l'eau glacée et n'en a pas les inconvénients pour la santé. Elle a la caractéristique des eaux potables de première qualité ; le cresson pousse avec vigueur là où elle s'écoule en sortant de la maison.

La Villa Moderne est construite dans un endroit à peu près unique dans la vallée. Le vent du Nord ne

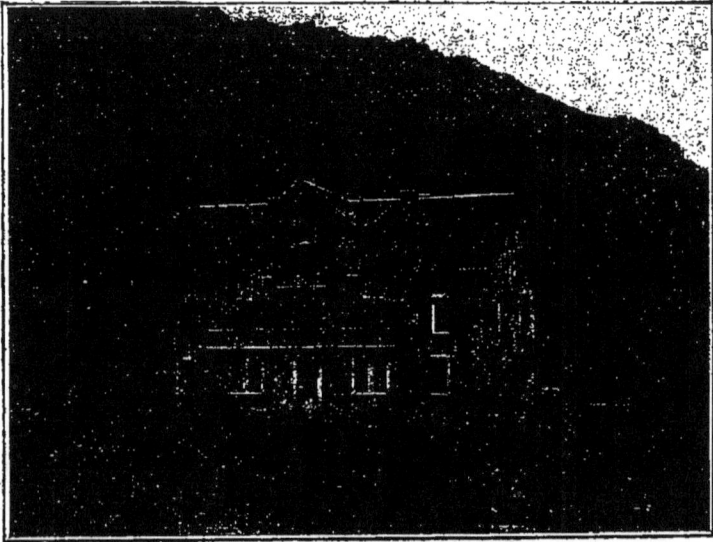

VILLA MODERNE

peut que frôler la maison. Et, comme fréquemment, en été, le vent se lève à 9 ou 10 heures du matin pour se calmer à 4 ou 5 heures du soir, il faut avouer que le propriétaire a eu du tact en construisant là sa villa. Du reste, c'est un de nos confrères de Toulouse et il a cherché dans sa construction à donner un exemple de ce que doit être la maison moderne. Il a tout réuni : le confort, la commodité, l'hygiène.

Le confort. — La maison est propre mais sans luxe, divisée en deux étages. Un rez-de-chaussée élevé sur cave, un premier, puis les combles qui sont des chambres comme nous les souhaiterions à beaucoup de bourgeois de la ville, de 3 m. de large, 4 de long et 3 de haut ; soit 36 mètres cubes d'air.

Le premier étage et le rez-de-chaussée sont semblables. De chaque côté du corridor, large de 2 m. 50, on voit un appartement composé d'une salle à manger, d'une cuisine et de deux chambres à coucher, l'une de deux lits, l'autre d'un lit. Partout la lumière et l'air arrivent à flots. La partie la plus gaie, la plus agréable est celle où l'on vit en famille : la salle à manger qui pourrait être un salon. De là, la vue s'étend jusqu'au fond de la vallée, cirque délicieux de montagnes au front neigeux couronné par l'azur du ciel et dont le pied se perd dans la verdure.

La commodité. — Les chambres communiquent ou sont indépendantes à volonté. De vastes placards arrêtent les bruits entre les chambres à coucher. Un couloir d'un mètre permet l'isolement de la cuisine et de la salle à manger.

Un corridor sépare les divers locataires. Il serait assez vaste pour servir de salle de réunion aux deux familles habitant chaque étage. Une cave pour chaque locataire permet d'avoir des provisions. Un water-closet pour chaque appartement, afin que personne n'incommode son voisin.

L'eau fraîche en été dans tous les éviers et dans chaque water-closet est chose inappréciable.

Il y a en outre un garage pour les automobiles avec

fosse permettant au mécanicien de faire sur place les réparations nécessaires. Les amateurs de photographie ont à leur disposition une chambre noire.

L'hygiène. — Les chambres sont vastes, les plafonds et les murs sont peints de couleurs claires et fraîches ; les angles formés par les cloisons et les murs sont arrondis : impossible aux poussières malsaines de s'accumuler et de loger des myriades de microbes. Tout peut être lavé et désinfecté aisément. La literie est métallique y compris le sommier. L'électricité est partout, en conséquence pas de consommation d'oxygène par une lampe fumeuse et malodorante.

Au dehors, des fleurs, de la verdure pour le plaisir des yeux. Des arbres qui formeront bientôt une tonnelle fraîche, d'autres arbres qui porteront l'ombre dans les salles à manger tout en n'interceptant pas la vue de la vallée ; et surtout le calme serein de la nature.

A 100 m. à peine de la Villa Moderne se trouvent deux sources d'eau minérale sulfureuse.

ÉTABLISSEMENT FISSE

A 150 m. de Cadéac, l'établissement Fisse, muni de tout le confortable nécesssaire, est situé au bord de la route nationale. Bains et douches d'eau sulfureuse. La source « Buvette », 13º centigrades, est fortement sulfureuse. Ses eaux se conservent très bien pour l'exportation. J'ai pendant près de vingt ans fait usage de cette eau pour des malades atteints de bronchite chronique de nature infectieuse ; chauffée au bain-marie ou prise dans du lait chaud, le matin à jeun ou le soir une heure avant le repas, elle a toujours produit d'excellents effets.

Employée concurremment avec les eaux de La Bassère, de Bagnères-de-Bigorre, les eaux de Cadéac-Fisse m'ont paru meilleures pour les malades.

En 1857 les eaux de Cadéac ont été analysées par M. le professeur Filhol. Je laisse la parole à cet éminent chimiste : « L'eau de Cadéac est limpide, incolore ; elle exhale une odeur hépatique très prononcée ; sa saveur est franchement sulfureuse, sa température est de 13°,50.

« Un litre d'eau évaporée à siccité fournit 0,4480 de résidu sec.

« Les principes contenus dans cette eau sont les suivants :

Sulfure de sodium	0,0750
Chlorure de sodium	0,1180
Silicate de soude	0,1767
Silicate de potasse.....	
Silicate de chaux..................	0,0164
Silicate de magnésie...............	
Borate de soude...................	Traces
Sulfate de soude	0,0189
Ammoniaque	0,0030
Matières organiques...............	0,0400
TOTAL...........	0,4480

« Il résulte de cette analyse que l'eau de Cadéac est l'une des plus sulfureuses et des plus alcalines de la chaîne des Pyrénées ».

ÉTABLISSEMENT BALÈS

Sur la rive droite de la Neste est situé l'établissement Balès qui existait déjà au XIVe siècle, connu par la cure merveilleuse que vint y faire la reine Jeanne de

Navarre, épouse de Philippe le Bon, comte d'Evreux. Cette reine avait guerroyé en Champagne et vaincu le comte de Barre. Elle s'était couverte de gloire, mais avait gagné la lèpre, dont les eaux de Balès la débarrassèrent. On montre encore, assez bien conservé, son portrait qu'elle envoya en témoignage de reconnaissance.

Voici l'analyse complète de ces eaux :

Monosulfure de sodium	0,0775
Silicate et carbonate de potasse	0,0472
Silicate et carbonate de soude	0,0560
Chlorure de sodium	0,2038
Chlorure de calcium et de magnésium	0,0500
Iodure et bromure de potassium	0,0115
Phosphate d'alumine	0,0124
Barégine	0,0540
Fer	Traces

Leur température est de 11° centigrades. Ces eaux se conservent indéfiniment et pourraient très bien être exportées.

APPENDICE

APPOVISIONNEMENTS

Arreau, à 145 kil. de Toulouse, soit quatre heures de chemin de fer, est desservi par une ligne partant de la gare de Lannemezan, formant embranchement de la ligne de Toulouse à Bayonne. Arreau a tous les jeudis un marché où accourent marchands et acquéreurs des trois vallées de la Neste, du Louron et d'Aure. Il possède également deux bonnes pharmacies où l'on trouve les médicaments aussi frais et aussi

bien préparés que dans nos grandes villes. Le service
pharmaceutique et médical est par conséquent bien
assuré à toute époque de l'année, ce qui sera toujours
une ressource pour le bon fonctionnement de nos postes d'air et d'altitude.

Tous les mercredis se tiennent dans la ville de
Lannemezan, située à 26 kil. de la vallée d'Aure, des

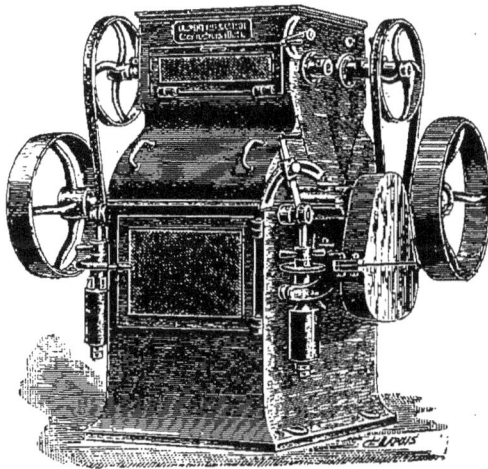

MOULIN CYLINDRIQUE A MOUDRE LE BLÉ

De la Maison LAURENT frères et COLLOT, ingénieurs-constructeurs à Dijon.

marchés et des foires des plus renommées du département. Lannemezan a aussi plusieurs pharmacies et
est desservie par des médecins de grande valeur.

Une ligne de chemin de fer est projetée de Paris à
Madrid passant par Limoges, Agen, Auch, Lannemezan,
Arreau-Cadéac, traversant la vallée d'Aure, celle du
Moudang, avec tunnel dans le massif des Pyrénées
Centrales et rejoignant les vallées espagnoles de Bielsa
et de Cinca, atteindrait la ligne du Nord de l'Espagne.

La construction de cette ligne de chemin de fer serait
d'une réelle utilité. Ce serait encore la ligne droite de
Paris à Carthagène et à Oran.

23 kil. séparent seulement la gare d'Arreau-Cadéac
de la frontière espagnole. Les frais de construction ne
seraient pas des plus onéreux pour la Compagnie des
chemins de fer du Midi et pour le département des
Hautes-Pyrénées. Les versants des Pyrénées françaises
et espagnoles n'auraient qu'à y gagner.

PRÉCAUTIONS HYGIÉNIQUES

Pour l'hygiène alimentaire je conseillerais de faire le
pain sur place tous les jours. La farine destinée à cet
usage devra être faite avec du froment que l'on fera
venir de la plaine. Ce froment, pour éviter toute fraude
des minotiers, sera soumis à des meules mises en
mouvement par l'eau qui coule en abondance dans
toutes nos régions.

A ce sujet nous avons pu constater à l'Exposition
internationale tenue à Toulouse en 1908 le bon fonctionnement des appareils de meunerie de la maison
Laurent frères et Collot, de Dijon. Ces appareils seraient
mûs par des turbines à fonctionnement hydraulique
de la même maison.

Les mêmes turbines mettraient en mouvement des
pétrins mécaniques qui offrent le double avantage de
fournir une grande quantité de pain dans un court
espace de temps et d'économiser la main-d'œuvre.

Un autre avantage non moins grand serait d'obtenir
un pain, qui, pétri avec de la farine irréprochable et
l'eau pure jaillissant des rochers, serait bien supérieur

au pain de la ville contenant trop souvent de l'eau
impure et de la farine vendue par des minotiers peu
scrupuleux.

Nous recommandons les pétrins mécaniques à changement de vitesse de la Maison Perrein et fils, à la
Réole. Le pétrissage est semblable à celui qui est

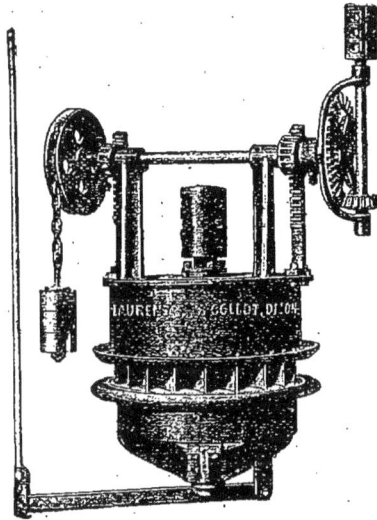

.TURBINE·POUR ACTIONNER LE MOULIN
De la Maison LAURENT frères et COLLOT, de Dijon.

obtenu à la main. La pâte se reposant d'un bout tandis
qu'elle est travaillée de l'autre, la fermentation n'est
pas retardée.

J'ai vu aussi fonctionner, à l'Exposition de Toulouse,
un appareil à bluterie irréprochable et pratique à tous
les points de vue, de la Maison Cusson frères, à Cha-
teauroux.

La vallée d'Aure possédant de nombreuses chutes

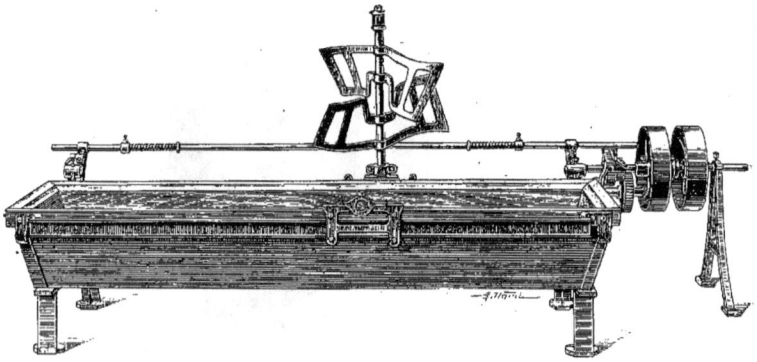

PÉTRIN MÉCANIQUE
De la Maison PERREIN et FILS, à La Réole (Gironde)

d'eau pouvant servir à actionner les appareils de meû-
nerie et de panification, on pourrait édifier dans un
endroit approprié la boulangerie modèle qui approvi-
sionnerait tous les postes d'altitude.

D'autre part, la boucherie de notre région sera aisé-

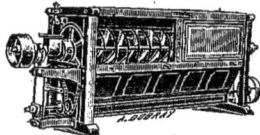

BLUTERIE

De la Maison G. et A. Cusson frères & Cⁱᵉ, à Châteauroux (Indre)

ment et abondament pourvue d'animaux nés et élevés
sur nos montagnes. On sait depuis longtemps que l'a-
nimal qui broute sur nos montagnes une herbe aux
parfums exquis, produit une viande bien supérieure à
la viande de plaine. De plus le bétail pyrénéen qui
respire jour et nuit l'air pur des cimes, offre un sang
beaucoup plus pur que les animaux de boucherie des
plaines. Dans les conditions que je viens de préciser
l'hygiène alimentaire serait excellente : plus de talc
dans les farines, cause évidente de nombreuses maladies, et plus de bétail douteux. Quant à la boisson, il
faut ajouter comme un fait connu que le vin de bon
crû apporté au haut de la montagne double de valeur.

Les céréales cultivées dans le pays d'Aure sont d'un
goût supérieur. Je désignerai plus particulièrement la
pomme de terre, les haricots, les lentilles et le blé
sarrazin de couleur noire qui fut introduit dans le
pays lors du passage des Maures.

Nous voici arrivés à la fin d'une étude où, presque à chaque page, sont rappelés les lieux où s'est passée la première partie d'une vie qui devait être consacrée, autant qu'il m'a été possible, au soulagement de ceux qui souffrent.

Mais, sur ces chemins familiers, je suis repassé plus tard et un fils grandement aimé m'accompagnait. Ensemble nous avons escaladé les mêmes rocs que je gravissais dans ma jeunesse, longé les mêmes prairies, contemplé les mêmes cimes, les mêmes forêts, les mêmes eaux résonnantes; nous avons franchi les mêmes seuils et je me retrouvais en lui.

Hélas! c'est son souvenir seul qui me suivra maintenant sur ces sentiers. Le docteur Gabriel Toujan est mort héroïquement à son poste, le 26 septembre 1906, à l'hôpital de Tunis, emporté dans une épidémie de fièvre typhoïde dont il soignait les premières victimes. Pauvre enfant, dont les moments si courts se dépensaient pour les autres!

C'est la pensée remplie de lui que j'ai décrit cette contrée. Pas un endroit de la vallée auquel son image ne soit liée et dont je me souvienne sans l'y revoir. Qu'il aimait ce pays! Il se trouve ainsi qu'il a collaboré à cet ouvrage, non seulement en reconnaissant avec moi les lieux où certains malades auraient bénéfice à faire un séjour, mais encore par le constant encouragement que j'ai reçu de lui. Si ce petit livre avait quelque efficacité et s'il en sortait quelque prospérité pour cette terre d'Aure où il repose, ce serait de Gabriel Toujan qu'elle devrait se souvenir.

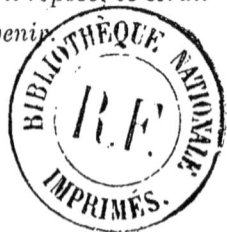

TABLE DES MATIÈRES

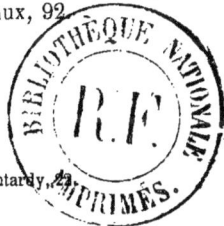

www.ingramcontent.com/pod-product-compliance
Lightning Source LLC
Chambersburg PA
CBHW050122210326
41519CB00015BA/4069